HEYNE

SUSANNE SCHMIDT

NIE WIEDER DICK! ABNEHMEN AB 60

GEHT NICHT GIBT'S NICHT.
DIE 30-GRAMM-FETT-METHODE.

WILHELM HEYNE VERLAG
MÜNCHEN

Die in diesem Buch vorgestellten Informationen und Empfehlungen sind nach bestem Wissen und Gewissen geprüft. Dennoch übernehmen die Autorin und der Verlag keinerlei Haftung für Schäden irgendwelcher Art, die sich direkt oder indirekt aus dem Gebrauch der hier beschriebenen Anwendungen ergeben. Bitte nehmen Sie im Zweifelsfall beziehungsweise bei ernsthaften Beschwerden immer professionelle Diagnose und Therapie durch ärztliche oder naturheilkundliche Hilfe in Anspruch.

MIX
Papier | Fördert gute Waldnutzung
FSC® C014496

Penguin Random House Verlagsgruppe FSC® N001967

3. Auflage
Originalausgabe 12/2023

Neumarkter Straße 28, 81673 München
produktsicherheit@penguinrandomhouse.de
(Vorstehende Angaben sind zugleich
Pflichtinformationen nach GPSR)

Redaktion: Petra Kaiser
Umschlaggestaltung: Eisele Grafik Design
unter Verwendung eines Motives von: Steffen Gumpert
Illustrationen: © Steffen Gumpert,
außer S. 98 und 100: © AdobeStock/Larisa Zaytseva
Foto auf S. 99: © Susanne Schmidt
Satz: Satzwerk Huber, Germering
Druck: GGP Media GmbH, Pößneck
Printed in Germany
ISBN: 978-3-453-60658-6

www.heyne.de

INHALT

VORWORT

Liebe Leserin, lieber Leser!

Es war am 25. April 2015 in einem Seminarraum. Da erlebte ich Susanne Schmidt zum ersten Mal persönlich: Sie hielt einen Vortrag über ihre Geschichte vom Dicksein und wie sich ihre Lebensqualität durch das Abnehmen positiv verändert hat. Das alles erzählte sie mit so viel Herzblut. Ich war total begeistert.

Unsere gemeinsame Reise hatte jedoch schon ein Jahr früher begonnen: Bei meiner Suche im Netz nach Diäten und Programmen zum Abnehmen stieß ich auf die 30-g-Fett-Methode. Die Methode klang einfach. Aber gute Ratschläge gibt es überall, und es stellt sich immer die Frage, ob sie nach neuesten Erkenntnissen auch richtig sind. Da diese Methode aber so spannend war, beschäftigte ich mich immer intensiver damit. Das führte zunächst dazu, dass ich eine Ausbildung zur Ernährungsberaterin begann, die ich mittlerweile erfolgreich abgeschlossen habe. Denn: Gesunde Ernährung und Abnehmen bleiben immer ein Thema.

Auch ich habe viele Jahre lang eine Diät nach der anderen ausprobiert. Von der Kohlsuppendiät und der Eierkur über FDH und Shakes bis hin zu Appetitzüglern, die zur Folge hatten, dass mir schwarz vor Augen wurde. Bei jeder neuen Diät hatte ich immer wieder die Hoffnung, dass das Abnehmen dieses Mal funktionieren würde, und so nahm ich viele Kasteiungen in Kauf. Einige Zeit später aber, wenn es um das Halten des Gewichtes ging, rutschte ich ganz schnell in alte Verhaltensmuster zurück. Der Grund: Während einer Diät lernt man kein besseres Essverhalten. Das Ergebnis: mehr Gewicht als vor der Diät.

Vielleicht geht es Dir, liebe Leserin, lieber Leser, ähnlich. Wundermittel gibt es aber leider nicht. So schön es auch wäre. Ich habe kritisch hinterfragt: Was kann man tun, um auf Dauer schlank und gesund zu bleiben? Die Antwort: Es ist alles eine Sache der eigenen Einstellung. Eine »Kopfsache«, wie man so schön sagt. Ist mir meine Gesundheit oder die Torte/Chips/Bratwurst wichtiger? Mit der Gewichtsabnahme geht automatisch ein gesünderes Leben einher. Wenn Du krank bist, hast Du nur einen Wunsch, und das ist Gesundheit. Doch wir haben auch noch andere Wünsche in unserem Leben, die wir uns erfüllen möchten. Wer schon einige Einschränkungen hat, wird vieles davon verbessern können. Und das sollte ein enormer Ansporn für Dich sein, ohne Stress und Druck einige Veränderungen in Deiner Ernährung vorzunehmen. Da mir als ausgebildeter Ernährungsberaterin bewusst ist, welche Schwierigkeiten es im Alltag während des Abnehmens gibt, ist aus meiner Sicht eine einfache Umsetzbarkeit das A und O einer Abnehmmethode, um Erfolg zu haben.

Einfaches Kochen, schnelles Einkaufen, Zutaten, die es in jedem Supermarkt gibt, und die Möglichkeit, eigene Rezepte problemlos an die 30-g-Fett-Methode anzupassen: Das ist praktikabel, auch auf Dauer. Denn oft scheitert eine Diät an der Alltagstauglichkeit. Ist die Methode zu aufwendig, steht spätestens nach drei Wochen der innere Schweinehund vor der Tür und hat leichtes Spiel.

Als Ü-60er kennst vielleicht auch Du dieses Auf und Ab des Körpergewichtes. Dieses Mal wird es ohne Druck, ohne Stress und mit mehr Geduld angegangen. Der Anfang ist bereits gemacht. Mit dem Lesen dieses Buches wirst auch Du, da bin ich mir sicher, Erfolg mit dieser Methode haben, so wie ich.

Ich wünsche Dir viel Spaß beim Lesen, Kochen und stressfreien Abnehmen mit der 30-g-Fett-Methode.

Jutta Lähr-Kröger

Ernährungsberaterin

Die Kernbotschaft des Buches

Ich bin noch kein Senior, ich will ein Best Ager sein.

Man nennt uns »Best Ager«. Das hört sich (für mich) auf jeden Fall besser als »Senioren« an. Da denke ich immer gleich an meine Omas, die graue Haare und einen Dutt oben auf dem Kopf hatten, über den dann auch noch ein Haarnetz gespannt wurde. Meistens gab es bei meinen Omas weiches Brot mit dick Butter und abgeschnittener Rinde oder Kartoffeln mit zerkochtem Gemüse – wegen der Zähne. Die wurden abends immer in einem Glas Wasser auf die Ablage über dem Waschbecken gestellt. Meine Omas trugen fast immer eine Kittelschürze, um ihre Kleidung beim Kochen zu schützen, und ihre Füße zierten jahrein, jahraus dieselben ausgelatschten Hausschuhe. Wenn ich nachrechne ... Sie waren damals genauso alt, wie ich es heute bin: 68 Jahre. Da passte das Wort »Seniorinnen« wirklich gut.

Aber ich sehe mich im Moment noch nicht so. Das kann/soll noch ein wenig warten. »Best Ager« dagegen, das hört sich doch cooler an ... Damit kann ich mich einfach besser identifizieren, auch wenn es vielleicht ein wenig hochgestapelt ist, die Über-60-Jährigen als Menschen im besten Alter zu bezeichnen. Andererseits finde ich, diese Bezeichnung motiviert dazu, noch einmal durchzustarten. Denn in der heutigen Zeit haben wir Möglichkeiten, von denen unsere Großeltern nur träumen konnten.

Herzlichst,
Ihre Susanne Schmidt

Gesundheit

Träume können wahr werden, wenn wir den Mut haben, ihnen zu folgen.

Sowohl unsere Mitmenschen als auch die Medien meinen beurteilen zu können, was unserem Körper guttut, was ein schöner Körper ist und was gesund ist. Diese Aspekte sorgen allerdings dafür, dass die, die ohnehin mit ihrem Gewicht zu kämpfen haben, mit schlechtem Gewissen aus Frust weiter zunehmen oder sich von einer Diät in die nächste stürzen und sich wundern, dass sie wieder zunehmen.

Als Magistra für Gesundheitsbildung und IHK-zertifizierte Gesundheitsberaterin bin ich der Meinung, dass »unsere Figur« in erster Linie Ergebnis der Fülle und Vielzahl von Nahrungsmitteln ist, die uns echten Geschmack vorgaukeln und in bunten Farben ansprechend vermarktet werden. Es ist die Industrie, die uns glauben lassen möchte, dass diese auch gesund seien. Wären wir nicht geblendet von der riesigen Auswahl, würden wir uns auf das konzentrieren, was uns Region und Natur gemäß den Jahreszeiten vorgeben. Somit hätten wir nicht das Bedürfnis, ständig und überall zugreifen zu »wollen«. Denn solange das Auge mitisst, wächst auch der Bauch ... Doch anstatt uns gänzlich den Appetit verderben zu lassen, finden Sie in diesem Buch reichlich Ideen zum **Abnehmen mit Genuss und Vernunft**.

Mal im Ernst, wer denkt mit 60 plus daran, ständig den anderen äußerlich gefallen zu müssen – es ist die innere Einstellung zum gesundheitsbewussten Leben, die zählt!

Stellen wir uns vor, hinter einem großen Tor erwartet uns »das große Glück« in Form von gesunder Schönheit beziehungsweise schöner Gesundheit. Nur eine Utopie? Nur eine Vision?

Um ans Ziel zu kommen, wird uns ein Bund mit Schlüsseln überreicht: In drei Versuchen sollen die drei Schlüssel in drei vorgegebene Schlösser passen. Nur in welche?

Der erste Schlüssel ist die **Motivation**; der Motor, mit dem wir bereit sind, uns auf diesen neuen Lebensweg einzulassen, und die innere Kraft, die uns anfeuert, unser angesteuertes Ziel zu erreichen. Der zweite Schlüssel ist die **Einsicht**, dass Gesundheit und Schönheit einander bedingen und beide als lebenslanger Prozess stattfinden. Mit solch einer Grundeinstellung schaffen wir es, unseren Plan umzusetzen. Der dritte Schlüssel ist die **Realisation**; die Handlung, für die wir genügend Rüstzeug zusammenhaben, zuversichtlich den neuen Lebensweg zu gehen und nach außen überzeugt zu verfolgen, um an unserem Ziel anzukommen. Eine übereilte Reaktion würde uns nicht ans Ziel bringen, denn beim genauen Überlegen wird deutlich, dass uns nur das Zusammenwirken der drei Schlüssel zum Ziel führen kann. **Somit wünsche ich Ihnen viel Erfolg!**

Maren Dingeldein

Magistra Scientiae »Gesundheitsförderung durch Gesundheitsbildung« und IHK-zertifizierte Gesundheitsberaterin

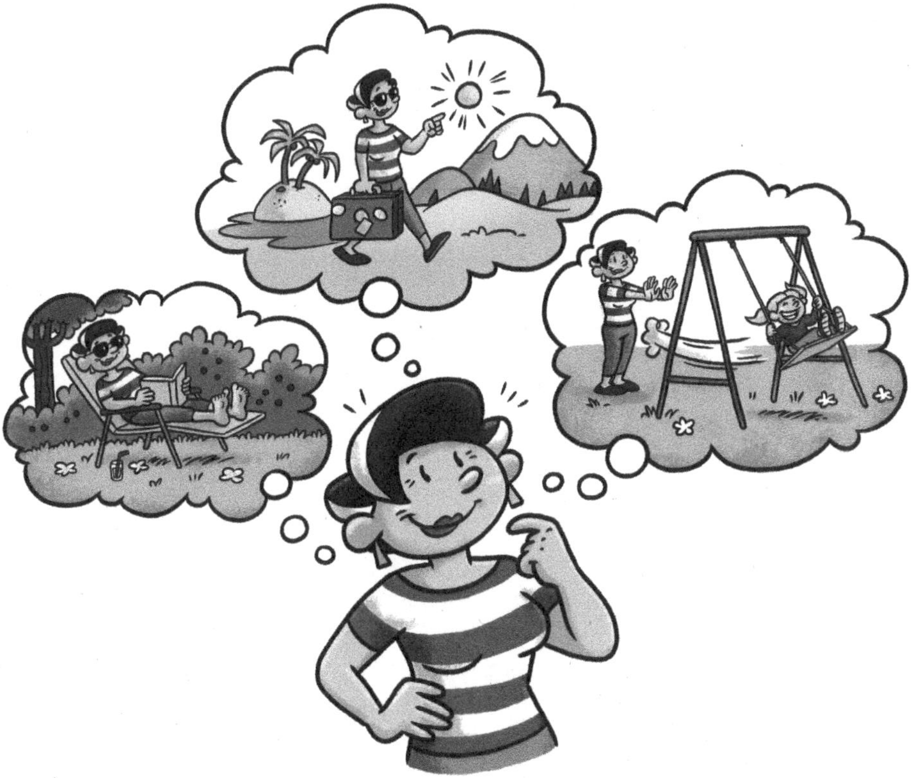

GEDANKEN ÜBER DAS ALTER UND DIE 30-G-FETT-METHODE

Meine Geschichte

Ein ewiger Kampf mit den Pfunden
So könnte ich mein Leben in wenigen Worten beschreiben. Wenn Du magst, begleite mich auf meiner Reise in die Vergangenheit. Vielleicht hast Du ähnliche Erfahrungen gemacht?

In den 1950er- und 1960er-Jahren hatten Lebensmittel einen anderen Stellenwert als heute. Meinen Eltern, die 1945 aus Pommern und Ostpreußen fliehen mussten, steckten die Jahre des Hungerns noch in den Gliedern. Lebensmittel sollten nicht nur den leeren Magen füllen, sondern sie dienten auch als Mittel zum Zweck: Emotionen wie Angst, Einsamkeit, Enttäuschung, Freude, Stress, Trauer, Verzweiflung oder auch Wut wurden mit diesem »Allheilmittel« behandelt. Dazu kam Trösten, Belohnen und sogar Bestrafen (durch Essensentzug). Wen wundert da das Ergebnis?

Meine Kindheit
Ich wurde 1955 als Tochter eines Postbeamten im Norden Deutschlands geboren. Damals war die Zeit des Verzichts größtenteils vorbei. Doch die Erinnerung an die Flucht und die schwere Zeit des Neuanfangs war noch präsent. Sparen, Vorräte horten und viel essen sollten die Vergangenheit in den Hintergrund rücken. Denn jetzt war das alles wieder möglich und wurde auch in vollen Zügen »genossen«. Das Wirtschaftswunder ließ grüßen.

Vier Jahre später kam mein Bruder Stefan zur Welt. Und ich wurde von heute auf morgen vom Prinzesschen zum »Muster ohne Wert« degradiert. Ich machte nur noch alles falsch und war zu allem zu dumm. Wenn mein Vater spätabends frustriert nach Hause kam und meine Mutter ihm meine »Verfehlungen« aufzählte, wusste ich, was auf mich zukam: Es würde eine Tracht Prügel setzen. Hinterher, wenn ich weinend auf meinem Bett lag, tat es meinem Vater meistens leid, und er »entschuldigte« sich mit der Begründung, dass er für mich nur das Beste wolle – und drückte mir eine Süßigkeit in die Hand. So lernte ich: Essen tröstet.

Auf unserem Speiseplan standen frisch Gekochtes aus unserem Garten, frische Vollmilch aus dem Milchladen um die Ecke und frisches Schwarzbrot vom Bäcker. Fertigkost kannten wir nicht. Wer einen Garten hatte, baute Obst und Gemüse an. Für Blümchen und »faulenzen« war da kein Platz. Das bedeutete viel Arbeit und hieß für mich und meinen Bruder, in den Ferien Kartoffeln und Gemüse ernten und Unkraut jäten. Auch mussten wir unzählige Stunden lang Johannisbeeren pflücken, aus denen dann mit einem Ungetüm von Entsafter Saft für das nächste Jahr gewonnen wurde. War die Arbeit beendet, gab es ein Eis in der Waffel für 10 Pfennig. So lernte ich: Essen ist Belohnung.

Die gesunden Lebensmittel, die der Garten uns bot, wurden jedoch durch Unwissenheit ins Gegenteil verwandelt: Kartoffeln und Gemüse waren erst gar, wenn sie zu Brei zerfielen. Zucker, Butter, Mehl und Sahne wurden in Unmengen verwendet, und eine fette Soße gehörte zu jedem Gericht. Denn sonst, so lautet leider auch heute noch vielfach die Ansicht, schmeckt es ja nicht.

Dagegen konnte auch viel Bewegung nichts ausrichten: »Mamas Taxi« existierte damals noch nicht. Zu Fuß gehen und, später dann, mit dem Fahrrad fahren waren angesagt. Trotz allem wurde ich dicker und dicker und von einigen Mitschülern deswegen gemieden. Zu allem Überfluss kam noch meine Kurzsichtigkeit hinzu, und die dicke Susanne mutierte zur Brillenschlange. Ich frage mich heute noch, wie ich das alles ausgehalten habe. Meine einzige Zuflucht waren meine Omas. Sie trösteten mich mit ... Rate mal ... Ja, genau, mit Leckereien. Genauer gesagt mit »Zuckerei« sowie mit Brot mit dick Butter und viel Zucker obendrauf. Alternativ gab es Schmalzbrot und warmen Kakao aus Kondensmilch mit viel Zucker. Und wieder verstand ich: Essen tröstet.

Der Beginn meiner Diätkarriere

Ich wurde älter. Meine Freundinnen hatten ihren ersten Freund und trugen die tollsten Klamotten, die es in Moppelgröße aber nicht gab. Ich konnte nur davon träumen. Trotz kargem Taschengeld (5 Mark im Monat) sparte ich mir das Geld für ein Paar Hotpants mühsam zusammen. Die Hose war hellblau und hatte an einer Seite ein aufgesticktes Blümchen. Absolut in damals.

Zwar war mir klar, dass ich die Hotpants nie tragen würde, aber träumen konnte ich davon. Wenn ich allein war, legte ich sie vor mich hin, naschte Haferflocken mit viel Zucker und träumte davon, schlank zu sein.

Meine Mutter, die meinen Bruder nach wie vor vergötterte, mir aber wenig Beachtung schenkte, kämpfte auch immer wieder mit den Pfunden. Also beschloss sie: Eine Diät muss her. Für mich ergab sich damit die Gelegenheit, auch ein wenig Aufmerksamkeit von ihr zu bekommen. Und so starteten wir gemeinsam den ersten Versuch, einige Pfunde zu verlieren – dem weitere folgen sollten.

Mutti und ich quälten uns durch die Weizenkleiediät, die Eierdiät, die Ananasdiät und die Reisdiät. Drei Tage lang ging das meistens gut. Dann war der Hunger stärker als unser guter Wille. Die Folge: Das Gewicht stieg weiter an.

Ich igelte mich immer mehr ein, ging kaum noch aus dem Haus und schob alles in den Mund, was greifbar war. Einige Wochen später folgte dann der nächste Versuch abzunehmen: Diäten mit und ohne Hilfsmittel wurden ausprobiert – darunter ein Ganzkörperanzug aus Gummi, mit dem man das Fett ausschwitzen sollte. Auch mit Tabletten versuchte ich es, von denen ich Herzrasen bekam. Das alles war (wie immer) nicht oder nur von magerem Erfolg gekrönt. Mir war damals nicht klar, dass ich nach einer Abnahme nicht die gleichen Mengen essen kann wie vorher. Und so futterte ich mir in kürzester Zeit mehr wieder an, als ich abgenommen hatte.

Erste Schritte ins Leben

1971 verließ ich mit der Mittleren Reife die Schule. Endlich war das Spießrutenlaufen, vor allem wenn Sport auf dem Stundenplan stand, vorbei. Turnen, wie wir damals sagten, war nur auf die sportlichen Kinder zugeschnitten. Wer diesen Anforderungen nicht entsprach, wurde von den Mitschülern verspottet und von den Lehrern mit Verachtung gestraft. Damals schwor ich mir, nie wieder eine Turnhalle zu betreten.

Selig, die Schulzeit hinter mir zu haben, trat ich eine Ausbildung im mittleren Dienst bei der Deutschen Bundespost an. Mein Lehrlingsgehalt musste ich zu einem großen Teil sparen. Der Rest ging für Diäten oder Süßigkeiten drauf – je nachdem, ob ich »auf Diät« oder auf einem »Mir ist alles scheißegal«-Trip war.

Familiengründung

1975, mit 20 Jahren, lernte ich meinen Mann kennen. 1977 heirateten wir. Und die wunderbaren Abende zu zweit wurden abgerundet mit Eis, Schokolade und allem, was schmeckt.

1979 wurde mein erster Sohn, Christian, geboren, 1984 mein zweiter Sohn, Mark. Ich war mit Kindern, Haus, Garten, verschiedenen Hobbys und essen, was schmeckt, voll ausgelastet. In meinem Kopf setzte sich damals der Satz fest (sicher auch als Ausrede mir selbst gegenüber), dass Mütter dick sein dürfen. Schließlich waren meine Mutter, meine Omas und Tanten und auch die Mütter vieler Freundinnen dick. Und Frauen, die schlank waren, wurden als »dünne Bohnenstangen« oder »wahrscheinlich krank« bezeichnet. Warum also sollte ich abnehmen? Es war doch alles in Ordnung ...

Dass ich mich damit selbst belog, bekam ich immer häufiger zu spüren: Mein Alltag wurde immer mühsamer – und das mit nicht einmal 40 Jahren. Auch wurde meinen Kindern in der Schule immer öfter die Frage gestellt: »Warum ist Deine Mama denn so dick?« Ich war schockiert, stellte mich aber trotzdem todesmutig auf die Waage. Das konnte doch nicht sein ... letztes Mal hatte ich noch 80 Kilo gewogen ... und jetzt waren es plötzlich 112!

Seit Neuestem gab es Treffen von WeightWatchers in unserer Stadt. Da musste ich hin. Eine normale Ernährung, ohne Shakes und abwechslungsreich. So purzelten 40 Kilo, 35 Kilo, mehrmals 15 Kilo. Es ging ständig auf und ab. Das Spielchen, im Wechsel mit anderen Abnehmmethoden, trieb ich von 1986 bis 2006. Das Ergebnis meiner Bemühungen: stolze 132 Kilo Lebendgewicht.

Die Wende

2006: Ein Check-up beim Arzt war wieder einmal fällig. Als dieser meine inneren Organe untersuchen wollte, meinte er: »Es ist etwas schwierig eine Untersuchung bei Ihnen durchzuführen, Sie haben ein wenig zu viel Bauchgewebe.« Daraufhin empfahl er mir sehr empathisch, eine Kur zum Abnehmen in Erwägung zu ziehen. Gesagt, getan.

Ohne große Hoffnung, da ich schon fast jede Diät ausprobiert hatte, fuhr ich schließlich in eine Rehaklinik.

Dort wurde die 30-g-Fett-Methode, von der ich noch nie etwas gehört hatte, angewendet. Das Programm der Klinik bestand aus einer gesunden und abwechslungsreichen Ernährung, viel trinken, Nordic Walking oder Schwimmen. Wider Erwarten klappte das Abnehmen sehr gut. Und sogar das Schwimmen und Laufen machten mir Spaß.

Da ich jeden Abend im Schwimmbad der Klinik noch meine Bahnen zog, erlaubte mir die Ernährungsberaterin, einen Teil meines Abendbrots erst später, also um 22 Uhr, zu essen. Für mich war das die Rettung, denn nach dem Schwimmen bekam ich immer wieder Hunger, und ohne diese Vereinbarung hätte ich mir bestimmt etwas Essbares gekauft und in meinem Zimmer für später deponiert (was nicht im Sinn der Sache gewesen wäre). So aber konnte ich durchhalten. Nach drei Wochen Kur waren 12 Kilo weg – viel davon natürlich auch Wasser, aber das war mir egal. Zu Hause wollte ich weiter abnehmen.

Ein neuer Alltag

Mir war klar, dass eine große Aufgabe auf mich zukam: Unter Aufsicht, mit Anleitung zum Sport und Mahlzeiten, die für mich gekocht wurden, war das Durchhalten nicht ganz so schwer. Doch wenn ich allein entscheiden musste, was ich kochte und aß und ob ich mich bewegte oder nicht, dann war das eine viel größere Herausforderung. Ich begriff, dass ich nicht aus dem Rhythmus kommen durfte. Ich musste so viel wie möglich aus dem Klinikalltag in meinen Alltag zu Hause übernehmen. Nur dann hatte ich eine Chance.

Um mich zu unterstützen, verabredete sich mein Sohn Christian mit mir jeden Morgen zum Nordic Walking. Das war ganz schön ungewohnt. Anders essen als sonst, das hätte ich vielleicht auch allein geschafft, aber Bewegung? Und das täglich? O mein Gott, das war wirklich nicht meins. Aber ich hielt tapfer durch, und Christian passte auf. Da musste Mama durch. Mittags kochte ich nach der 30-g-Fett-Methode, notierte täglich meine Fettpunkte, und nach 7 Monaten waren 57 Kilo weg. Ich war so unendlich glücklich!

Das mag sich jetzt ganz einfach anhören, das war es aber nicht. Locker mit links nimmt niemand ab. Das gilt für jeden. Mir war auch damals klar, dass es so weitergehen muss: Essen wie vorher wird nie mehr möglich sein. Ausnahmen müssen Ausnahmen bleiben und sind zweimal in der Woche, um das Gewicht zu halten, möglich.

Die »Nie wieder dick«-Initiative wird geboren

Für das tägliche Walken musste auf Dauer eine andere Lösung her: Jeden Morgen walken mit der Mutter – eine tolle Unterstützung meines Sohnes, aber auf lange Sicht keine Option. Allein jedoch, das wusste ich, würde ich den Hintern nicht hochbekommen. So kam ich auf die Idee, eine Annonce zu schalten, um eine Mitstreiterin zu finden. Ich rief bei unserer Tageszeitung an und erklärte der Dame am anderen Ende mein Anliegen. Sie war von meiner Geschichte so begeistert, dass gleich am nächsten Tag eine Journalistin zu mir kam – und am Wochenende darauf erschien ein ganzseitiger Artikel in der Zeitung.

Die Reaktion auf den Bericht war verblüffend: Über 300 Anrufe in zwei Tagen. Alle wollten abnehmen. Eilig organisierte mein Sohn einen Raum, ich hielt Vorträge und gründete sieben Selbsthilfegruppen.

Ein Jahr später hatte Christian eine neue Idee: »Mama, wir bewerben uns bei stern TV.« Ich war entsetzt. Ich im

Fernsehen? Das würde die nie interessieren ... Doch weit gefehlt: Am 23. April und dann noch mal am 30. April 2008 war ich zu Gast bei Günther Jauch in stern TV. Das Interesse war überwältigend: 4000 E-Mails aus aller Welt und über 40 000 Klicks auf unserer kleinen Homepage nach meinem Auftritt. Ich schwebte. Alle wollten die Methode kennenlernen, fragten nach Rezepten. Die Idee, ein Kochbuch zu schreiben, wurde geboren.

Es folgten Artikel über mich in rund 80 Zeitschriften – im Stern, in der freundin, in der Bild der Frau, der Für Sie, in einer Öko-Test-Ausgabe über Diäten, in der Laura, der Tina und vielen anderen. Im Laufe der Jahre schrieb ich weitere zehn Bücher, war zu Gast beim NDR, beim WDR und beim RBB, bei Menschen bei Maischberger, bei Planet Wissen und bei DAS!, im Nachtcafé, Im Palais, beim SAT.1 Frühstücksfernsehen ... Das war eine aufregende Zeit!

Mittlerweile läuft vieles über das Internet: 2012 starteten wir eine Umfrage, ob Interesse an einem Online-Programm zum Abnehmen mit persönlicher Betreuung bestünde – keine Computerantworten, sondern alles echt und individuell auf die Nutzer zugeschnitten. Durch die Selbstverständlichkeit, mit der immer mehr Menschen Ü-60 das Internet nutzen (was vor allem auch noch einmal durch die Coronapandemie befeuert wurde), unterstützen wir mit viel Freude jeden, der Hilfe zur Selbsthilfe benötigt. Denn ich kenne alle Höhen und Tiefen, wenn es ums Abnehmen und Zunehmen geht, und weiß, dass Aufgeben nie eine Lösung ist.

Meine Sicht auf das Ältersein

Willkommen im Club der Ü-60er! ... Im Club der starken Frauen und Männer, die sich nicht unterkriegen lassen und die ihre Gesundheit und Lebensqualität spätestens jetzt selbstbestimmt in die Hand nehmen wollen.

In diesem neuen Lebensabschnitt stehen viele Veränderungen an. Das ist zwar nicht immer einfach, bietet aber auch unzählige Möglichkeiten, noch einmal neu zu starten. Daher schlage ich vor: Lass uns gemeinsam **die Pluspunkte** sammeln, **die das Leben über 60 mit sich bringt**!

1. Ü-60-Pluspunkt:
Endlich habe ich Zeit für mich, die ich ausgiebig nutzen werde.

Die Zeit des Funktionieren-Müssens aus beruflichen und familiären Gründen gehört nun zum Großteil der Vergangenheit an. Endlich Zeit mit mir genießen zu können, ohne dass der nächste Termin ansteht, tut einfach gut.

Wie wäre es, wenn Du Dir einen Spaziergang im Grünen oder am Wasser, eine Wohlfühlstunde in der Badewanne, einen Stadtbummel oder eine Shoppingtour, einen Lesetag mit Tee und Kuscheldecke oder ein Käffchen mit einer Freundin gönnst ... Oder hast Du in der Nähe Deiner Wohnung einen Lieblingsplatz? Genieße dort bei schönem Wetter einfach die Sonne und das Leben. Das alles und noch viel mehr ist jetzt auch wieder ohne Planung möglich, weil wir Ü-60er sind. Die vage Zukunftsvision aus früheren Jahren »Sobald ich Zeit habe, werde ich mich mit der Optimierung meiner Ernährung und meiner

Gesundheit auseinandersetzen« kann jetzt endlich realisiert werden. Die Behauptung, Deine persönlichen Belange aus Zeitmangel auf »irgendwann« oder »später« verschieben zu müssen, ist nicht mehr glaubwürdig. Denn **später ist jetzt!** Daher schlage ich vor, wir wagen hier gemeinsam den ersten Schritt.

2. Ü-60-Pluspunkt: Einen Wochenplan für die Seele schmieden.

Die ersten Wochen des neuen Lebensabschnitts (Vorruhestand, Rente oder Pension) sind Freiheit pur: herrlich lange schlafen, in Ruhe frühstücken, sich einen schönen Tag machen und nur das tun, wofür früher keine Zeit war. Doch nach und nach verfliegt das Urlaubsfeeling, und Dir wird klar: »Ich bin raus ...!« Um etwas Sinnvolles zu tun, werden Schränke aufgeräumt, die Wohnung renoviert, vor lauter Verzweiflung geputzt, Freunde und Bekannte angerufen, und den Balkon beziehungsweise Garten aufzuhübschen, nehme ich mir anschließend vor.

Doch irgendwann ist alles erledigt, und dann stellt sich die Frage: Was mache ich nun?

Etwas richtig Leckeres zu kochen oder essen zu gehen und zwischendurch ein Stückchen Schokolade als kleinen Pausenfüller zu genießen, geht immer. Und da jetzt endlich Zeit dafür ist, sollte das kleine Stück Kuchen am Nachmittag nicht fehlen. Doch schneller als gedacht werden diese Events zu einer Selbstverständlichkeit. Du magst jetzt denken: »Natürlich passe ich auf, dass so etwas nur eine Ausnahme bleibt.« Aber verlass Dich besser nicht darauf ... Ich spreche aus Erfahrung.

Aus heutiger Sicht würde ich jedem raten, Pläne für die kommenden Wochen zu schmieden. Denn in den Tag hineinzuleben, ist zwar für kurze Zeit eine feine Sache, macht auf Dauer aber unzufrieden und frustriert. Die **Vorfreude auf Kommendes** jedoch **erzeugt Glücksgefühle**. Ein Spaziergang, ein Kinobesuch oder eine Verabredung mit Freunden, vielleicht auch schon den nächsten Urlaub buchen oder die Ernährungsumstellung mit einem kleinen Sportprogramm planen: Steht so etwas im Kalender, dann gibt es Dir das gute Gefühl, immer noch mitten im Leben zu stehen und in die Zukunft zu schauen.

Das mulmige Gefühl, das sicher der eine oder andere kennt, weil jetzt die letzte Lebensstation erreicht ist, kann so recht erfolgreich »nach hinten verschoben« werden. Und auch Wehwehchen, Frust und die kleinen Probleme des Alltags sind plötzlich nicht mehr so wichtig: Wenn ich mir etwas für den Tag vornehme, das mir Spaß macht oder aber auch einfach getan werden muss, tritt Belastendes gedanklich in den Hintergrund. Denn: Die Sichtweise darauf verändert sich.

Mein Favorit unter den kleinen Tagesplänen ist der Spaziergang: Allein in der Natur kann ich am besten entspannen, den Gedanken freien Lauf lassen und auch neue Vorhaben planen. Das macht Spaß und motiviert. Kleine Probleme werden dabei noch kleiner, und größere erscheinen nicht mehr unüberwindlich. Es gibt mir das Gefühl, dass ich dabei »meinen Akku aufladen« kann. **Probiere einfach einmal aus, was Dir guttut …**

3. Ü-60-Pluspunkt: Ich helfe gerne, wenn ich Zeit dazu habe.

Und dann wäre da noch das alte Klischee, dass Rentner *immer* Zeit haben. Eine Vorstellung, die vielerlei Konsequenzen hat und die vor allem heute so nicht mehr stimmt – und vielleicht auch nie gestimmt hat.

Haben manche Ruheständler zu viel Zeit, so sind andere den ganzen Tag im Stress: Sie denken, sie müssten für Kinder, Freunde und Nachbarn jederzeit erreichbar sein – »Schließlich hat man jetzt Zeit«. Anderen zu helfen, ist wunderbar. Wenn aber die eigenen Wünsche ständig auf der Strecke bleiben, dann ist Unzufriedenheit vorprogrammiert. Und das ist brandgefährlich: Das Risiko, diesen Frust mit »ungünstigen« Getränken und Lebensmitteln zu kompensieren, ist dann sehr groß.

Im Klartext: Fettes und Süßes, unter Umständen in Verbindung mit Alkohol, könnten Deine täglichen Begleiter werden. (Und Alkohol macht zu allem Überfluss auch noch hungrig ...) Daraus folgt: immer mehr Gewicht und, im ungünstigsten Fall, zusätzlich immer mehr Alkohol. Ein gefährlicher Teufelskreis, dem schwer zu entkommen ist.

Hier spreche ich zwar nicht aus persönlicher Erfahrung, aber ich kenne einige Beispiele für eine solche Entwicklung. Daher werbe ich dafür, dem aktiv vorzubeugen: »Mir kann so etwas nicht passieren« ist eine sehr mutige Behauptung, aber lass es besser nicht darauf ankommen.

Mein Tipp: Nein sagen lernen.

Auf Abruf zu Hause zu sitzen, weil Freunde oder Familie Hilfe benötigen, sollte nicht die Regel, sondern die Ausnahme sein: Das Gefühl, gebraucht zu werden, ist zwar schön, aber es darf nicht zum Lebensinhalt der nächsten Jahre werden. Niemand muss deswegen ein schlechtes Gewissen haben, auch wenn die eine oder andere Veränderung dem Umfeld nicht immer gefallen mag. Denn: **Selbstfürsorge** hat nichts mit Egoismus zu tun.

Dazu gehört auch, dem Wunsch Raum zu geben, das Leben mit allem, was noch möglich ist, zu genießen. Denn ab jetzt stehen die eigenen Wünsche und Bedürfnisse im Vordergrund. In Notfällen andere Menschen zu unterstützen, ist selbstverständlich. Aber das eigene Leben ständig hintanzustellen, war gestern. Habe den Mut, auch an Dich zu denken. Wer Dich deswegen nicht mehr mag, ist Deiner nicht wert.

4. Ü-60-Pluspunkt: Ich weiß jetzt, gute Vorsätze funktionieren nur, wenn ich sie konkret definiere und sie keinen Druck auf mich erzeugen.

Gute Vorsätze haben und hatten wir alle schon. Immer mit dem Anspruch, diese möglichst perfekt umzusetzen. Oft war die Herrlichkeit nach ein paar Wochen, im besten Fall ein paar Monaten, wieder vorbei. Der Grund: Neben dem täglichen Stress – und oft sogar der Doppelbelastung durch Familie und Beruf – war der zusätzliche Druck, das Essen und Trinken zu kontrollieren, nicht durchzuhalten. Vielleicht waren Deine Ansprüche an Dich selbst (»mehr Sport treiben«, »möglichst wenig essen«) auch einfach zu hoch – und vor allem auch zu unverbindlich. Immer trugen diese Vorsätze den Stempel IRGENDWANN. Und dieses Datum kommt meistens nicht. Besser wäre es, wichtige Vorhaben mit einem festen Termin zu versehen. Gerne wird dafür der Neujahrstag genommen, aber egal, wofür Du Dich entscheidest: **Der Einstiegstag sollte zeitnah und verbindlich sein.** Notiere Dir neben dem genauen Termin zusätzlich, was Du ganz konkret verändern willst.

Hier ein paar Ideen als Anregung:

- Wenn es Dir gesundheitlich möglich ist, unternimm einen täglichen Spaziergang. Zuerst 10 Minuten und dann steigern. (Andere Sportarten sind natürlich auch erlaubt.)

- Ausreichend Schlaf, auch wenn es oft nicht so gut klappt. (Vielleicht zusätzlich ein Mittagsschläfchen machen.)
- Lerne Nein sagen zu Dingen, die Dir nicht guttun.
- Den regelmäßigen Check-up beim Arzt wahrnehmen, auch wenn Dir nichts wehtut.
- Mit Köpfchen und nicht mit hungrigem Magen einkaufen.
- Mindestens 2 Liter Flüssigkeit (zuckerarm und alkoholfrei) täglich trinken, wenn der Arzt keinen Einspruch erhebt.
- Kuchen und Süßigkeiten nicht bevorraten und nur ab und zu genießen.

Sind diese Vorschläge für Dich akzeptabel? Wenn die Antwort Ja lautet, dann plane weiter. Denn: Positive Ziele zu haben, erzeugt mehr Glücksgefühle als eine Tafel Schokolade. Schreibe am besten gleich alles auf oder kreuze an, was Du persönlich verändern willst, damit keine gute Idee verloren geht. Überfordere Dich aber nicht: Starte mit drei Vorgaben. Dann nimm nach ein bis zwei Wochen immer einen weiteren Punkt hinzu. Und das ganz ohne Druck, immer in Deinem persönlichen Tempo. Das hört sich doch nicht nach »Dazu bin ich zu alt«, sondern nach »Das bekomme ich hin« an. Oder?

5. Ü-60-Pluspunkt: Ich muss nicht alles alleine schaffen. Ich darf mir Hilfe holen.

Die Veränderungen, die sich beim Älterwerden auf allen Ebenen einstellen, sind eine viel größere **Herausforderung** als die Veränderungen in der Pubertät, denn sie sind wesentlich vielschichtiger. Das Altern des Körpers, die Veränderungen im familiären Umfeld und das Ende des Berufslebens erfordern eine Menge Kraft, Umsicht und Humor. Wir haben zwar lesen, schreiben und rechnen in der Schule gelernt, aber wie wir mit uns und dem Leben umgehen, das müssen wir allein herausfinden. Da läuft man schon mal gegen die Wand und muss sich einen neuen Weg suchen.

Schuld daran sind nicht zuletzt gesellschaftliche Klischees, die auch vor unserer Altersgruppe nicht haltmachen: Häufig wird der Ruhestand von außen so gesehen: »Ein paar Zipperlein hier oder da. Nicht mehr arbeiten müssen und die Rente oder Pension genießen...« Das hört sich zwar ganz nett an, doch so einfach gestaltet sich der Ruhestand leider nicht immer. Oft wartet im privaten Bereich die Betreuung oder Pflege von nahen Angehörigen. **Aufgaben, die viel Zeit und Kraft kosten**. Dann kann vom gemütlichen Rentnerleben keine Rede mehr sein.

Um die körperliche und psychische Anstrengung durchzustehen, die damit verbunden ist, glauben einige Betroffene, dass sie ohne »Nervennahrung« nicht auskommen. Besonders beliebt sind Süßigkeiten oder andere zucker- und fettreiche Snacks zwischendurch. Oder gibt es vielleicht Alternativen, die wirklich hilfreich sind? Besser als Kekse, Schokolade und Co. sind: Obst, ein paar Nüsse, fettarmer Joghurt oder Quark. Denn diese Nahrungsmittel enthalten viele Mineralien und Vitamine und überbrücken den kleinen Hunger perfekt. Süßes mit viel Zucker hingegen macht müde und schlapp und vor allem Lust auf noch mehr Naschereien.

Viel wichtiger ist jedoch, dass Essen bei Überlastung auf Dauer keine Lösung ist: »Ertrage« es nicht gottergeben, sondern hole Dir Hilfe. Es gibt viele Organisationen, die Dich unterstützen können. Niemand wird es Dir übel nehmen. Denn mit über 60 Jahren sind auch Deine körperlichen Reserven begrenzt. Du hast ein Recht auf Unterstützung.

6. Ü-60-Pluspunkt: Körper und Geist verändern sich. Ich lerne, das zu akzeptieren.

Und als wäre das alles nicht schon genug, kommt eine weitere Veränderung auf uns zu: der zunehmende Widerspruch zwischen Körper und Bewusstsein. Mein Vater sagte einmal: »Vom Kopf her fühle ich mich immer noch wie ein junger Mann. Nur der Spiegel und der Körper sagen etwas anderes.« Was er damit meinte, kann ich erst heute richtig verstehen, denn es geht mir genauso. Die lapidare Aussage »Man wird halt alt ... Na und? Das muss man einfach akzeptieren« ist zwar richtig, funktioniert aber leider nicht bei jedem gleich gut. Denn auch ganz natürliche Vorgänge müssen erst einmal »verdaut« werden.

Mein Kopf sagt mir: »Das packst Du problemlos. Du hast das schließlich immer geschafft.« Doch ich erkenne immer häufiger, dass vieles eben nicht mehr so »locker« klappt. – Ein **Lernprozess**, der mit der Verdrängung dieser Tatsache beginnt, bis zur Akzeptanz aber ein wenig Zeit braucht. Das Merkwürdige daran ist: Bei anderen Personen Ü-60 empfinde ich nachlassende Energie, Falten im Gesicht und anderswo, ganz zu schweigen von anderen »Macken« des Körpers, als Teil des ganz normalen Alterungsprozesses. Nur bei mir leider nicht. So ein bisschen hoffe ich immer, dass ich davon verschont bleibe ...

7. Ü-60-Pluspunkt: Die Zeit für einen Neuanfang: stressärmer und gesünder leben.

Aber nicht nur der Körper verändert sich: Auch im persönlichen Umfeld gibt es so einige Verschiebungen, die unser gewohntes Leben ganz schön durcheinanderbringen. Die **Kinder** ziehen früher oder später aus und **gehen ihre eigenen Wege**. Für mich als Mutter war das erst einmal unvorstellbar, denn es sind doch meine Kinder! Die können mich doch nicht einfach verlassen. Wie sollen sie denn ohne mich zurechtkommen? Es ist ganz schön schwer, ihnen mit einem Lächeln hinterherzuwinken.

In den ersten Wochen ist diese Leere, gelinde gesagt, gewöhnungsbedürftig. Die Stunden, die jetzt für andere Dinge statt Hinterherräumen, -putzen, Diskussionen und vieles mehr genutzt werden könnten, habe ich in der ersten Zeit mit vielen Telefonaten mit der Familie, Freunden und Bekannten mühsam gefüllt – und sicher auch mit mehr Essen, als mir guttat.

Nach einigen Monaten empfand ich diesen neuen Zustand schon als ganz angenehm und den Alltag um einiges einfacher. Ich hätte es nicht für möglich gehalten, kann aber mit gutem Gewissen sagen: Wenn das Verhältnis zu den Kindern stimmt, ist es im Zeitalter von Smartphone und Laptop relativ unwichtig, wer ihre Unterhosen wäscht und aus welchem Kühlschrank sie sich bedienen. Man bleibt über Wort und Bild in Kontakt. Und so manche unwichtige Alltags-Reiberei findet nicht mehr statt – und das tut beiden Seiten gut. (Auch wenn dann doch immer mal wieder der Gedanke in mir aufkeimt: Bin ich jetzt eine schlechte Mutter, weil ich so denke?)

Ist diese Umstellungsphase erst einmal vorbei, ist Langeweile kein Thema mehr: Häufig fällt in diese Zeit auch der Vorruhestand oder der **Ruhestand des Partners** oder der Partnerin. An die Stelle von ein paar gemeinsamen Stunden am Tag sind jetzt des Öfteren »24-Stunden-Partys« getreten, und das kann hochexplosiv werden. Jeder hat seine eigenen Vorstellungen vom Ruhestand, und jeder geht anders mit dieser neuen Lebensphase um. Der eine will alle Aktivitäten, für die bisher wenig Zeit war, nachholen, der andere will das Nichtstun genießen. Eine Herausforderung, die nicht zu unterschätzen ist. Denn das **Leben allein zu zweit** ist lange her: Mit der Geburt der Kinder änderte sich alles, und jeder Tag drehte sich zum Großteil um die Kinder, um deren Versorgung, um ihre Wünsche. (Ich sage nur: »Mamas Taxi«, »Hotel Mama« und »Papa, könntest Du mal ...?«) Das fällt nun weg (bis auf ein paar Ausnahmen).

Nahtlos anzuknüpfen an den Alltag davor, das funktioniert wohl nur in den wenigsten Fällen, weil die Zeit, die Lebensumstände und sicher auch wir selbst andere geworden sind. Diplomatie und viele Gespräche können helfen, gemeinsam und nicht einsam einen **Neustart** zu wagen. Eine gute Gelegenheit, alte Muster zu verändern und die schon lange geplante gesündere Lebensweise in Angriff zu nehmen.

8. Ü-60-Pluspunkt: In Kontakt bleiben mit guten Freunden und Bekannten.

Mit zunehmendem Alter spüre ich immer mehr, dass Körper und Seele im Wandel sind. Mal könnte ich Bäume ausreißen, tausend Dinge tun, und manchmal plagt mich der Zahn der Zeit (»Bin ich vielleicht schon 90?!«). Herrlich, wenn dann im Kalender »Ein Tag auf der Couch« als einziger Eintrag stehen darf. Doch Vorsicht! Solche Tage sollten die Ausnahme bleiben. Denn jetzt ist der Kontakt zu anderen Menschen besonders wichtig und vor allem in der dunklen Jahreszeit ein Wundermittel gegen Langeweile und trübe Gedanken.

Wenn Du auch Lust auf Gesellschaft hast, Dich aber niemand fragt, dann mein Tipp: Nimm den Telefonhörer in die

Hand und ruf einfach jemanden an. Was kann schon passieren? Fast jeder wartet auf so einen Anruf, aber kaum jemand ergreift die **Initiative**. Ich habe es gemacht und treffe mich seit Jahren in losem Abstand mit Müttern, die ich aus der Schulzeit meiner Kinder kenne, mit Mitschülerinnen aus meiner eigenen Schulzeit und mit Frauen aus einem früheren Sportkurs. Jede Runde hat andere Themen. Standen früher gemeinsame Aktivitäten im Vordergrund, so ist es heute das kleine Frühstück oder das Käffchen am Nachmittag.

Wir sind zusammen älter geworden. Es sind Menschen, die mir vertraut sind und die in einer Krise ein offenes Ohr für mich haben. Wer aber seine Kontakte lange nicht pflegt und sie erst nach Monaten oder Jahren wiederherstellen will, könnte auf taube Ohren stoßen. Glaube nicht, Du bräuchtest keine Freunde. Du könntest irgendwann feststellen, dass Menschen wichtiger sind als alles Geld der Welt. Denn Einsamkeit ist eines der schlimmsten Leiden im Alter.

Kontakte pflegen oder wieder aufnehmen, kann Dein Leben sehr bereichern, doch nur mit Menschen, die Dir wirklich guttun oder auch früher schon gutgetan haben. Wer nur einen Kummerkasten, Geldgeber oder Boten für Erledigungen sucht, sollte in Deinem Leben keinen Platz finden.

9. Ü-60-Pluspunkt: Ich habe jetzt Zeit, alles für meine Gesundheit zu tun.

Last, but not least: die Krankheiten. Sie werden immer häufiger ein Thema, auch in geselliger Runde. Obwohl ich diese »Sprechstunden« (inklusive Diagnose und Medikation) hasse, erwische ich mich immer wieder dabei, dass die Unterhaltung auch von meiner Seite aus in diese Richtung abdriftet. Denn niemand bleibt davon verschont.

Daher lautet meine Devise in Gesundheitsfragen: Vorsorgetermine einhalten wie angezeigt. Impfen lassen, wie vom Arzt empfohlen. Medikamente einnehmen, wie verschrieben. (Besser keine Eigenmedikation. Denn die kann schwerwiegende Folgen haben.) Gesund ernähren und etwas Bewegung. Alles Weitere liegt in Gottes Hand. Und wenn es angebracht ist, kann auch ein kleiner Schuss Humor nicht schaden ... Wie sagt man doch so schön?: »Ich bin immer noch so fit wie mit 40. Aber leider nur noch zwei Stunden am Tag.«

Um mir diese **Fitness** zu **erhalten**, lege ich **öfter mal ein Päuschen** ein oder mache ein kurzes Nickerchen (heute auch »Powernapping« genannt). Dieses Energie-Nickerchen sollte 10 bis 30 Minuten ruhen oder wegnicken nicht überschreiten. (Mehr zu diesem sehr wichtigen Faktor für ein gesundes Herz-Kreislauf-System findest Du im gleichnamigen Kapitel.)

10. Ü-60-Pluspunkt: Auch in unserem Alter gilt: Schönheit kommt von innen.

Kommen wir nun vom großen Ganzen wieder zurück zum – ebenso wichtigen – Individuellen: Fitness, Gesundheit und Aussehen der Ü-60er sind, wie bei Gruppen jeden Alters, sehr unterschiedlich. Nicht repräsentativ, aber doch als Vorbild geeignet ist für mich die Schauspielerin Iris Berben (geboren 1950). In meinen Augen ist diese Frau attraktiver als so manche 40erin. Natürlich hat sie mehr Möglichkeiten als die Durchschnittsfrau, sich fit und schön zu präsentieren. Doch sie ist ein Beispiel, das zeigt, was alles geht. Und mit Sicherheit gibt es noch viele andere, die mit Bravour den Jüngeren den Rang ablaufen, und zwar in vielen Bereichen.

Ich meine damit nicht die »ewig Jungen«, die mit Botox, Schönheitschirurgie und den Kleidern ihrer Töchter wieder aussehen wollen, als seien sie 25. (In meinen Augen ist das nur peinlich.) Was ich meine, sind Menschen, die eine **natürliche Schönheit** auszeichnet. Eine Schönheit, die mit **Pflege, gesunder Ernährung, viel Flüssigkeit, Bewegung und ausreichend Schlaf** zu erreichen ist. Denn nicht alles ist mit Skalpell und Make-up machbar, egal, wie dick der Geldbeutel ist. Einiges muss Frau – und Mann – in die eigenen Hände nehmen.

Es gilt also: Wenn Dein Körper innen nicht gesund ist, kann er außen auch nicht schön sein. Für mich ist das immer wieder ein Ansporn, am Ball zu bleiben.

Sicher hast auch Du einen Wunsch, der ganz oben auf der Liste Deiner positiven Veränderungen steht. Schreibe ihn Dir gleich hier auf:

....

....

11. Ü-60-Pluspunkt: Ich will Dinge tun, von denen ich früher geträumt habe.

Nehmen wir an, Du bist nun in der Phase, in der Du Dich an die Tatsache, ein Ü-60er zu sein, gewöhnt hast. Du hast Dein Leben neu eingerichtet, und das positive Denken der früheren Jahre ist wieder da. Da kommt Dir vielleicht der Gedanke, dass Du einen nie erfüllten **Traum** doch noch **verwirklichen** könntest ... Denk einfach mal darüber nach, auch wenn es auf den ersten Blick vollkommen verrückt erscheinen mag. Wie wäre es mit: Eine Modellkarriere starten (ältere Menschen werden in der Branche händeringend gesucht), den Jakobsweg beschreiten, ein Buch schreiben, ein Studium beginnen, einen Partner/eine Partnerin suchen, Malen lernen, ein Ehrenamt übernehmen, in die Politik gehen, Tierschützer werden, Theater spielen, einem Chor beitreten ... Es gibt so vieles, was Du noch tun kannst, auch mit körperlichen Einschränkungen.

Das bedeutet auch, mit anderen Menschen in Kontakt zu treten ... **Erinnerst Du Dich?** Das hatten wir schon einmal angesprochen. Hier kommen sogar Statistiken mit ins Spiel, die beweisen, dass Umgang mit anderen Menschen zu pflegen und mit ihnen gemeinsam etwas zu erleben, die Gesundheit verbessert und das Leben verlängert. Denn das ist wichtig für die Seele. An manchen Tagen mag das für den einen oder anderen sicher zu viel sein, und es muss auch mal heißen: »Heute lege ich eine Pause ein.« (Das können auch ein paar Tage mehr werden.) Aber dann geht es wieder weiter ... Wie war das noch mit den **zwei Stunden am Tag, in denen wir noch 40 sind? Die sollten wir alle nutzen**.

12. Ü-60-Pluspunkt: Die Gemeinschaft hilft, den inneren Schweinehund zu überwinden.

Kennst Du das auch? Egal, wie sehr Du Dich bemühst, schlechte Gewohnheiten abzulegen, es gelingt Dir einfach nicht oder nur für kurze Zeit. Teilweise schon in der Kindheit antrainierte Verhaltensweisen, wie den Teller immer leer essen und Süßes als Trost bei Kummer oder Stress zu betrachten, sind nicht totzukriegen. Unser allseits bekannter innerer Schweinehund, der mich schon über 60 Jahre begleitet, weiß ganz genau, wie er mich überreden kann. Ständig flüstert er: »Das musst Du Dir in Deinem Alter nicht mehr antun. Mal nebenbei eine Kleinigkeit zu naschen, ist okay.« (Stimmt, wenn es dabei bleiben würde.) Und ich frage mich ständig: Warum fällt es mir so schwer, schlechte Angewohnheiten auf Dauer durch gute zu ersetzen?

Sosehr ich mich auch bemühe, mein Schweinehund nutzt jedes noch so kleine Schlupfloch, um sich immer wieder einzuschleichen. Warum also ist eine Veränderung so schwer? Ein Teil der Erklärung lautet: Gewohnheiten laufen im Gehirn automatisch ab, denn dazu braucht es weniger Energie. Und das, was für das Gehirn weniger aufwendig ist, ist immer seine erste Wahl. (Mehr dazu findest Du im Kapitel »Motivation«.)

Je länger etwas praktiziert wurde, und das ist bei uns Ü-60ern mittlerweile eine ziemlich lange Zeit, umso fester ist es in unserem Unterbewusstsein verankert. Neues »einzubrennen«, fällt wesentlich schwerer. Was hier helfen kann, ist eine Gemeinschaft. Denn der Vorsatz »Ich schaffe das allein« ist nachweislich nur selten von Erfolg gekrönt: Zu oft werden andere »wichtige« Gründe vorgeschoben. Wenn aber eine Art Kontrolle von außen stattfindet (sei es durch eine Gruppe oder eine Einzelperson), dann gelingt jedes Vorhaben besser: Niemand steht gerne als Versager da, und **Gemeinschaft weckt** automatisch **den Kampfgeist** in einem, es schaffen zu wollen. (Wer eine Verhaltensänderung zusammen mit einem Familienmitglied oder einer anderen nahestehenden Person angehen möchte, kann es versuchen. Bei *zu* vertrauten Personen jedoch, so lehrt die Erfahrung, sind die Erfolge weniger gut.)

13. Ü-60-Pluspunkt: Keine Ausreden mehr: 5 Minuten Bewegung zum Einstieg schafft (fast) jeder.

Wenn die Füße schmerzen und der Rücken Ärger macht (ganz zu schweigen von den anderen Körperteilen), kann das die guten Vorsätze ganz schön ausbremsen. Trotzdem suche ich nicht ständig nach Gründen, wieder mal eine

Nullrunde zu schieben. Ich überlege vielmehr, was meine Tagesform gerade so hergibt. Das setzt mich nicht unter Druck und gibt mir den Spielraum, den ich brauche, um meinem Körper gerecht zu werden.

7500 Schritte am Tag sind mein persönlicher Anspruch. (Nach neuesten Erkenntnissen für Ü-60er perfekt.) Wenn es ausnahmsweise weniger sind, ist es auch okay. Bei schlechtem Wetter steige ich für 5,15 oder 30 Minuten auf mein kleines Trampolin und marschiere darauf. (Niemand muss darauf springen.) Auch Nordic Walking, Spazierengehen und alles, was im Wasser möglich ist, stehen auf meinem **Bewegungsprogramm** – je nachdem, was das Wetter und mein Körper gerade zulassen.

14. Ü-60-Pluspunkt: Ich bin dankbar, dass ich ein Ü-60er sein darf.

Laut amerikanischen Studien sind Menschen mit 69 Jahren die zufriedensten überhaupt. Einer der Gründe: **Gelassenheit**. Denn unsere **Erfahrungen** helfen uns, viele Situationen besser einzuschätzen. Und ist es nicht das, was wir alle wollen? Zufriedenheit, die Akzeptanz unserer Person in der Gesellschaft und einen möglichst gesunden Körper und Geist?

15. Ü-60-Nachteil: Das Bild vom Alter in der Gesellschaft: Es gibt noch viel zu tun …

Vor einigen Jahren habe ich mir das Thema Ältersein noch von außen angeschaut. Mittlerweile bin ich mittendrin und bemerke, dass es gar nicht so einfach ist, diese neue Lebensphase zu akzeptieren. Vor allem weil ich die häufig **pauschalisierte Darstellung der Ü-60-Generation** nicht akzeptieren will.

Laut Medien kennen wir Smartphone, Tablet und Laptop nur vom Hörensagen. Die Bedienung überlassen wir den Enkeln, Töchtern oder Söhnen, da wir damit nicht umgehen können ... Was für ein Unsinn! Jüngere Leute begreifen die Errungenschaften der Technik vielleicht etwas schneller, weil sie damit aufgewachsen sind. Doch mit ein wenig Übung bekommen wir das auch hin – weil wir Ü-60er sind und nicht Ü-100er.

Von außen betrachtet kommt die Ü-60-Generation überwiegend mit Gebisshaftcreme, Hörgeräten und Treppenlift daher. Im besten Fall reicht, so das Klischee, unser Interesse noch so weit, dass wir uns für das schmerzfreie Bewegen interessieren, um mit den Enkeln im Garten spielen zu können. Was ich dabei vor allem vermisse, sind die anderen Dinge des Lebens, die die ältere Generation (genau wie die jüngeren Leute) gerne tut. Shoppen, wirklich schicke Kleidung tragen, Sport (wenn auch mit etwas weniger Power), essen gehen (auch gerne mal etwas Exotisches), Bücher lesen und Technik jeder Art – auch das ist bei den Ü-60ern gefragt. Hinzu kommt, dass laut Statistik die älteren Semester das meiste Geld zum Konsumieren haben. Da frage ich mich: Sind Falten eine Schande, und ist Jungsein ein Verdienst? Müssen wir uns deswegen verstecken? Warum werden wir nur bei Medikamenten und Krankheiten als Zielgruppe aus dem Schrank geholt? Dazu sollten sich einige Firmenbosse und deren Werbeabteilungen vielleicht mal ein paar Gedanken machen.

Glücklicherweise gibt es mittlerweile auch Gegenbeispiele – im Größeren wie im Kleinen: So bieten verschiedene Autobauer nützliche Sonderausstattungen an, die auch junge Leute begrüßen. Die Kosmetikindustrie forscht nach immer besseren Produkten für die reife Haut, und die Touristikbranche bietet Reisen in alle Welt auch für ältere Menschen und Personen mit Einschränkungen an. Auch wird es einfacher, passende Schuhe für Problemfüße zu finden. (Bis vor ein paar Jahren gab es sie einfach nicht. Und das Beste: Sie sehen nicht mehr so aus, als hätte der Träger vergessen, seine Hausschuhe auszuziehen. Ein Geschenk des Himmels. Ich weiß, wovon ich rede ...)

Außenstehenden mag das alles nicht so wichtig erscheinen, für Betroffene sind solche Dinge ein Segen – und gerade, wenn es sich um Kleinigkeiten handelt, wie zum Beispiel die Möglichkeit, endlich passende Schuhe zu finden ...

Generell herrscht jedoch in der Wirtschaft die Sichtweise vor, dass Ü-60er keine Ansprüche mehr haben – es sei denn, es geht um Pillen oder Stützstrümpfe. Und auch im Alltag und im öffentlichen Raum scheinen ältere Menschen kaum vorzukommen: Für jüngere Leute werden Vorkehrungen für eventuell vorhandene Kinder getroffen. (So gibt es für die Kleinen u. a. Kinderbetreuung, Spielecken, Hochstühle, Bällebäder und Wickeltische.) Auf die Bedürfnisse der Älteren wird jedoch nur selten eingegangen. Und es gäbe da so einiges, was verbesserungswürdig wäre ...

Das fängt bei den Toiletten an, die ebenerdig zu erreichen und nicht auf Kleinkindhöhe angebracht sein sollten ... Für ältere und Menschen mit körperlicher Einschränkung ist das oft ein großes Problem. Weiter geht es mit Schriftgrößen und -farben auf Verpackungen, in Büchern, auf Speisekarten, Türschildern, Preisschildern, Fahrkarten, Scheckkarten und dergleichen, die so klein gehalten sind, dass sie das Entziffern manchmal unmöglich machen. Und warum muss so vieles eine englischsprachige Bezeichnung haben? Nicht jeder hat ausreichende Fremdsprachenkenntnisse.

Ganz zu schweigen von den Lebensmittelverpackungen, auf denen sich so viele Erklärungen in allen möglichen Sprachen und Schriftzeichen finden, dass die gesuchten Informationen kaum herauszufiltern sind. Auch wären Rolltreppen wünschenswert, die langsamer laufen, oder, besser noch, stufenlose Rollbänder, damit auch körperlich beeinträchtigte oder ältere Personen problemlos auf- und absteigen können. Gut beleuchtete Treppenstufen, wie sie in vielen Ländern bereits üblich sind, könnten allen mehr Sicherheit bieten. Und im öffentlichen Nahverkehr ist der Ein- und Ausstieg in sehr vielen Zügen wegen seiner Höhe und Form eine Zumutung ... Diese Liste ließe sich noch mit vielen Beispielen fortsetzen.

Die Menschen werden heute 80 Jahre und älter, und unsere Bevölkerung besteht nicht nur aus jungen Leuten – im Gegenteil: Der Anteil der älteren Mitbürger wird immer größer. Zudem würden nicht nur Ältere, sondern Menschen aller Altersgruppen, die mit Einschränkungen leben, solche Erleichterungen schätzen. Da ist noch viel Luft nach oben, bis dem Rechnung getragen wird.

Die 30-g-Fett-Methode

Fett ist ein gesunder und lebenswichtiger Grundnährstoff. Doch häufig wird zu viel davon verzehrt, und dann kann der Stoffwechsel das Fett nicht mehr vollständig verarbeiten. Die Folge: Es werden Pölsterchen als Depot für »schlechte Zeiten« angelegt. Unter Umständen treten Erkrankungen und Beschwerden auf, die die Lebensqualität stark einschränken können.

Die 30-g-Fett-Methode wurde in einer Adipositas-Klinik entwickelt. Es handelt sich dabei um eine **gesunde Ernährungsumstellung, bei der der aufgenommene Fettanteil reduziert wird**. Grundlage ist eine Mischkost, die aus Obst, Gemüse, fettarmen Fleisch-, Fisch-, Geflügel- und Milchprodukten besteht. Vollkornprodukte und gesunde Fette in Maßen runden die Palette ab. Fast Food, Süßigkeiten, Gebäck und Alkohol sollten dem sogenannten »Chaostag« vorbehalten bleiben (dazu später mehr). Damit die Gewichtsabnahme möglichst erfolgreich ist, werden mindestens 2 Liter alkoholfreie und zuckerarme Getränke am Tag empfohlen (im Zweifel den Arzt fragen). Bewegung und ausreichend Schlaf unterstützen das Abnehmen.

Welche Lebensmittel man im Einzelnen konsumiert, entscheidet jeder selbst. Es gibt keine »verbotenen« Nahrungsmittel und auch keine, die verzehrt werden müssen. Am Ende des Tages sollte nur die Gesamtmenge an Fett, die in Form von sogenannten Fettpunkten (FP) berechnet wird, weder stark überschritten noch unterschritten worden sein. Denn: Beides ist für eine Gewichtsabnahme nicht förderlich.

Die Methode kann auch bei den meisten Erkrankungen angewendet werden, die eine besondere Ernährung erfordern, da nur der Fettanteil beachtet wird (Beispiele wären hier Diabetes, Glutenunverträglichkeit oder Laktoseintoleranz). So kann jeder seine persönlichen Ernährungsvorgaben bei Bedarf anpassen. Ich empfehle, den behandelnden Arzt über eine geplante Ernährungsumstellung zu informieren und dessen Rat zu befolgen.

Die Anwendung der 30-g-Fett-Methode: 1 g Fett = 1 Fettpunkt

Die Eckpunkte:

- 30 g bis 35 g Fett am Tag sind nötig, um abzunehmen.
- Mehr Informationen dazu findest Du in der nachfolgenden Tabelle »Meine Empfehlung«.
- Diese Menge schließt »sichtbare« Fette (zum Beispiel Öle) und »unsichtbare« Fette (zum Beispiel in Käse oder Nudeln) mit ein.

Die Berechnung:

Auf jeder Lebensmittelverpackung ist auf der Rückseite eine Nährwerttabelle abgedruckt.

Nährwerte	pro 100 g	pro 250 g
Brennwert	228 kj	570 kj
	54 kcal	135 kcal
Fett	1,1 g	2,8 g
Kohlenhydrate	6,0 g	15,0 g
Eiweiß	0,7 g	1,8 g

Die Angaben beziehen sich auf 100 g eines Lebensmittels und müssen auf die Verzehrmenge umgerechnet werden. Nehmen wir das Beispiel oben, so ergibt sich:

- 100 g entsprechen 1,1 g Fett
- 200 g entsprechen 2,2 g Fett
- 50 g entsprechen 0,5 g Fett

Der Verzehr von 200 g dieses Lebensmittels wird mit 2,2 g Fett(punkten) angerechnet. Diese Punkte werden dann nach dem Verzehr sofort notiert. Je nach Zahlenwert wird dabei auf- oder abgerundet. (Bsp.: 2,2 FP werden zu 2 FP.)

Kartoffeln, Gemüse, Salat und Obst ohne Zugabe von Fett schlagen mit 0 Fettpunkten zu Buch. Alle anderen Lebensmittel müssen mit ihrem Fettanteil (1 g Fett ist ein FP) dem Tagesverzehr zugeschrieben werden (beispielsweise Öl, Butter, Margarine, Käse, Milch, Fleisch, Wurst, Brot, Nudeln, Reis oder Kuchen). Am besten gleich in einer Strichliste vermerken oder einer App (wie etwa YAZIO oder FDDB). Am Ende des Tages sollten es 30 g bis 35 g Fett insgesamt sein. (Ausnahmen bei extrem hohem Gewicht siehe unten.)

Meine Empfehlung:

Bis 80 kg Körpergewicht	30 g Fett am Tag
Bis 100 kg Körpergewicht	30–35 g Fett am Tag
Bis 140 kg Körpergewicht	bis 40 g Fett am Tag
Ab 170 kg Körpergewicht	bis 50 g Fett am Tag

Die Angaben beruhen auf meinen Erfahrungen bei stark übergewichtigen Personen.

Wie kann eine fettarme Ernährung aussehen?

Fettreiches Essen

1 Brötchen	1 Fettpunkt
4 TL Butter oder Margarine (für 2 Brötchenhälften)	16 Fettpunkte
1 Scheibe Käse (45 % Fett i. Tr.)	9 Fettpunkte
Zweite Hälfte mit 1 Scheibe Salami (ca. 20 g)	6 Fettpunkte
298 Kalorien für das enthaltene Fett	32 Fettpunkte

Fettarmes Essen

1 Brötchen	1 Fettpunkt
4 TL Frischkäse (0,2 % bis 6 % Fett) anstatt Butter	0 Fettpunkte
1 Scheibe Käse (16 % Fett i. Tr.)	3 Fettpunkte
1 Scheibe Lachsschinken (ca. 20 g)	1 Fettpunkte
47 Kalorien für das enthaltene Fett	5 Fettpunkte

Merke: Brot, Nudeln, Reis, Obst und Süßigkeiten haben kein oder sehr wenig Fett, dafür aber viele Kalorien. Wir zählen zwar keine Kalorien, trotzdem sollten die genannten Lebensmittel mit Augenmaß verzehrt werden.

Als Hilfestellung beim Einstieg in die 30-g-Fett-Methode findest Du hier im Buch eine Tabelle, in der die Fettpunkte gängiger Lebensmittel aufgeführt sind.

Der Chaostag

Um die Ernährungsumstellung besser durchzuhalten und Feierlichkeiten ohne Bedenken genießen zu können, ist einmal in der Woche ein »Chaostag« erlaubt. **Ein Tag, an dem keine Fettpunkte gezählt werden müssen.**

Die Abnahme wird dadurch nicht behindert, sondern sogar gefördert, da der Stoffwechsel aktiv bleibt. Die Gefahr eines Gewichtsstillstands wird reduziert oder gar verhindert. Auch Heißhungerattacken und das nagende Gefühl, verzichten zu müssen, kommen nur sehr selten auf. Das wöchentliche Wiegen sollte entweder vor dem Chaostag oder erst drei Tage danach erfolgen, da der Darm noch gefüllt ist und Wasseransammlungen, die durch einen vermehrten Kohlenhydrat- und Salzkonsum bedingt sind, vom Körper erst wieder ausgeleitet werden müssen.

EIWEISS UND EIER

Eiweiße (auch Proteine genannt) zählen neben Fett und Kohlenhydraten zu unseren Grundnährstoffen. Sie sind wichtig für unsere Muskeln, Knochen, die Haut, das Immunsystem, die Organe, die Blutgerinnung und die Hormone. Zudem sättigen eiweißhaltige Lebensmittel sehr gut. 1 Gramm Eiweiß enthält 4,1 Kalorien. Es wird empfohlen, täglich 0,8 Gramm Eiweiß pro Kilogramm Körpergewicht zu verzehren. Ältere, kranke und sehr aktive Menschen sollten pro Tag 1 Gramm Eiweiß (auf ärztlichen Rat sogar etwas mehr) zu sich nehmen. Ernährungsexperten raten dazu, den Eiweißbedarf auch mit pflanzlichen Proteinen abzudecken. Enthalten sind diese in Hülsenfrüchten (zum Beispiel, Erbsen, Bohnen und Linsen) Nüssen, Kartoffeln, Soja und Haferflocken, aber auch in Getreidearten wie Naturreis, Hirse, Hafer oder Quinoa. Auf tierisches Eiweiß, das Fleisch-, Fisch-, Geflügel-, Milchprodukte und Eier bieten, sollte nicht ganz verzichtet werden.

Eier liefern uns wichtige Proteine, Vitamine, Mineralstoffe und Cholesterin. 1 Ei enthält 6–7 Gramm Fett, circa 80 Kcal und etwa 250 mg Cholesterin. Das enthaltene Eiweiß beugt Heißhungerattacken vor und kurbelt den Stoffwechsel an. Neueste Studien besagen, dass Cholesterin aus Nahrungsmitteln (auch Eiern) den Cholesterinspiegel kaum beeinflusst.

Mein Tipp: Ich persönlich berechne Eier, die gesund, sättigend und kalorienarm sind, mit 2 Fettpunkten pro Ei.

FETT – GESUND ODER UNGESUND?

Fett gehört zu unseren Grundnährstoffen. Es ist Energielieferant und Geschmacksträger und auch unverzichtbar für den Organismus, der nur mit Fett die wichtigen Vitamine A, D, E und K für den Körper nutzbar machen kann. 1 Gramm Fett hat 9,3 Kalorien, es sollte daher nur in geringen Mengen verzehrt werden. Das heißt: Die Menge macht das Gift. Auch ist zu beachten, dass manche Fette mehr, andere Fette weniger zu empfehlen sind.

- **Zu empfehlen: Ungesättigte Fettsäuren**
  - Rapskern-, Walnuss-, Lein-, Oliven- und Hanföl;
  - Nüsse, Samen, Avocados und Oliven;
  - Fische und Algen.
  - Vor allem Lachs, Wildlachs, Makrele, Hering und Skipjack-Thunfisch (schwermetallfrei) haben einen hohen Anteil an Omega-3-Fettsäuren. Diese stärken die Immunabwehr, schützen das Herz-Kreislauf-System und regulieren die Blutfette.

- **Bedingt zu empfehlen: Gesättigte Fettsäuren**
  - Fleisch, Wurst, Käse, Sahne und Produkte mit Sahne, Süßigkeiten, Schokolade, Kuchen, Soßen, Pommes frites, süße und herzhafte Aufstriche.
  - Von Produkten (insbesondere Fleisch) minderer Qualität wird abgeraten. Zu empfehlen sind Bioprodukte.

- **Zu empfehlen:**
  - Kokosöl nativ (enthält mittelkettige Fettsäuren, die länger satt machen);
  - Ghee (reine, geklärte Butter, die sich wegen ihres hohen Rauchpunkts gut für hohe Koch- und Brattemperaturen eignet);

  - Haushaltsbutter (für mittlere Koch- und Backtemperaturen; reich an gesättigten und ungesättigten Fettsäuren - wie auch Ghee);
  - natives Olivenöl extra (allgemein gesundheitsfördernd und stoffwechselanregend).

- **Besonders ungesunde Fette: Transfette**
  - Transfette sind Pflanzenöle, die industriell gehärtet und zum Braten und Frittieren eingesetzt werden. Enthalten sind sie unter anderem in Pommes frites und in Chips, in Berlinern und Blätterteig, in Wurst und Margarine sowie in Fast Food, Fertiggerichten oder auch in Bratensoßen, das heißt insbesondere in vielen stark verarbeiteten Produkten.
  - **Wie erkenne ich Transfette?** Auf der Zutatenliste jedes verpackten Produktes sind sie deklariert als »gehärtete« oder »teilgehärtete Pflanzenfette«.

KOHLENHYDRATE UND RESISTENTE STÄRKE

Kohlenhydrate gehören, wie Fette und Proteine, zu den Grundnährstoffen. Sie liefern uns Energie, machen uns satt und zufrieden. Was den Nährwert betrifft, so hat 1 Gramm Kohlenhydrate 4,1 Kalorien.

Besonders wichtig sind sie für unsere Muskeln und das Gehirn, das täglich 120 Gramm Glukose benötigt, die aus Kohlenhydraten gebildet wird. Das Tückische daran: Braucht der Körper im Moment weniger oder keine Kohlenhydrate, landen sie in unseren Fettzellen beziehungsweise auf den Hüften, wo sie für »schlechte Zeiten« gespeichert werden.

Grundsätzlich ist zu beachten, dass Kohlenhydrate nicht gleich Kohlenhydrate sind: Sie werden in gute und schlechte Kohlenhydrate unterteilt.

- **Komplexe, vollwertige Kohlenhydrate**
  Solche Kohlenhydrate geben dem Körper Energie, versorgen ihn mit Vitaminen und Ballaststoffen. Sie werden nur langsam in Glukose umgewandelt. Daher halten sie lange satt. Heißhunger tritt seltener auf, und die Verdauung funktioniert besser. Diese Art Kohlenhydrate sollte täglich auf dem Speiseplan stehen.
  Enthalten sind sie zum Beispiel in Gemüse, Früchten, Mais, Haferflocken, Hülsenfrüchten, Kartoffeln, Süßkartoffeln, Vollkornprodukten und Nüssen.

- **Einfache oder isolierte Kohlenhydrate**
  Diese Kohlenhydrate finden sich in Fertigprodukten wie Pizza und Co., in Zucker und Weißmehlprodukten, in weißem Reis, hellen Nudeln, Kuchen, Keksen, Süßigkeiten und vielem mehr. Der Blutzuckerspiegel steigt bei

ihrem Verzehr schnell an und fällt auch schnell wieder ab. Die Folge(n): kaum ein Sättigungseffekt, aber Heißhunger, Übergewicht, Fettleber, Diabetes, hoher Blutdruck und vieles mehr.

- **Ballaststoffe**
  Diese werden auch den Kohlenhydraten zugeordnet und stecken überwiegend in Getreide und Getreideprodukten, in Obst, Gemüse und Hülsenfrüchten. Ihr Vorteil: Sie werden nicht in Glukose umgewandelt, sondern passieren den Körper unverdaut. Damit fördern sie die Verdauung und machen lange satt.
  Die Zuckerersatzstoffe Xylit und Erythrit werden auch zu den Ballaststoffen gezählt. Beide sind zum Backen und Kochen geeignet, wobei Erythrit als besonders verträglich gilt. Zudem hat Erythrit keine Kalorien.

Abnehmen mit Kohlenhydraten: Die Kartoffel wird zu Unrecht als »Dickmacher« bezeichnet, denn: 100 Gramm Kartoffeln (roh) haben 15 Gramm Kohlenhydrate bei 70 Kalorien. (Im Vergleich: 100 Gramm Reis [roh] oder Nudeln [roh] haben 70 bis 75 Gramm Kohlenhydrate bei rund 360 Kalorien.)

Zum Dickmacher können Kartoffeln als Pommes oder Bratkartoffeln, überbacken oder mit fetten Soßen werden.

Resistente Stärke hilft beim Abnehmen: Um gesunde Kohlenhydrate noch effektiver zu nutzen, gibt es die Möglichkeit, die Stärke in Kartoffeln, Nudeln, Reis und Co. in resistente Stärke zu verwandeln. Während des Abkühlens nach dem Kochen bildet sich auskristallisierte Stärke, auch »Ballaststoffe« genannt. Sie hält länger satt, als Kohlenhydrate. Der Umwandlungsprozess von normaler zu resistenter Stärke dauert circa 12 Std.

Der Körper ist nicht in der Lage, resistente Stärke für sich nutzbar zu machen, daher passieren diese Ballaststoffe unverarbeitet den Darm. Auch nach erneutem Erhitzen der genannten Lebensmittel bleibt die resistente Stärke erhalten, wirkt sich positiv auf den Insulinspiegel aus und fördert die Darmtätigkeit. Zudem haben sie jetzt weniger kcal als frisch gekochte Kartoffeln, Nudeln, Reis und Co.

OHNE TRINKEN GEHT GAR NICHTS

Ausreichend trinken ... Ist das auch für Dich ein Problem? Der Mensch kann unter bestimmten Voraussetzungen bis zu 3 Monate ohne Nahrung, aber nur 3 Tage ohne Wasser überleben. Und schon nach 24 Stunden treten die ersten Mangelerscheinungen auf (unter anderem Schwindel).

Laut Empfehlung sollten wir, wenn ärztlicherseits nichts dagegenspricht, 1,5 bis 2 Liter Flüssigkeit über den Tag verteilt zu uns nehmen. Wasser ist die erste Wahl, da der Körper es sofort »verarbeiten« kann. Andere Flüssigkeiten müssen erst »gereinigt« werden. Dazu zählen salz-, koffein- und zuckerhaltige Getränke.

Warum ist Flüssigkeit so wichtig?

- Heißhungerattacken können vermieden werden, da sie oft nur ein Ausdruck unseres Körpers für Wassermangel sind. Bevor ein Snack in den Mund wandert, trinke zuerst ein großes Glas Wasser, Tee oder Ähnliches.
- Wasser ist unser körpereigenes Kühlsystem: Bei Hitze schwitzen wir, weil Schweiß kühlt. Ansonsten würde schon ein geringer Temperaturanstieg einen Hitzschlag verursachen.
- Wasser hält das Blut dünn: Je weniger Flüssigkeit im Körper vorhanden ist, desto dicker wird das Blut. Die Folgen können gravierend sein (zum Beispiel ein Herzinfarkt oder Schlaganfall).
- Wasser dient als Transportmittel für alle Nährstoffe und die gesamte Verdauung. Zu wenig trinken kann Verdauungsprobleme nach sich ziehen.
- Zu wenig Flüssigkeit im Körper lässt uns älter aussehen. Die Falten werden immer ausgeprägter, je weniger Wasser unsere Haut speichern kann. (Wasser polstert also die Fältchen aus.) Da Ü-60-Haut Wasser nicht mehr

so gut speichern kann, ist es umso wichtiger, ausreichend zu trinken. (Mache den Hauttest: Hebe die Haut der Handoberfläche mit zwei Fingern an. Je schneller die Falte zurückgeht, umso besser.)

- Auch unser Hirn ist von Wassermangel betroffen. Kopfschmerzen, Konzentrationsprobleme und nachlassendes Denkvermögen können die Folge sein. (Ältere Menschen, die schon etwas »tüdelig« sind, trinken oft nur zu wenig.)
- Ödeme können ein Zeichen von zu wenig Flüssigkeit im Körper sein. Wer glaubt, dass er möglichst wenig trinken sollte, wenn er Wassereinlagerungen in den Füßen, Beinen oder Händen hat, der irrt. Das Gegenteil ist der Fall: Es wird dadurch nicht noch mehr Flüssigkeit im Gewebe gespeichert, vielmehr kann die Lymphe das überschüssige Wasser nur ausleiten, wenn sie mit genug Wasser versorgt wird. (Bei Problemen unbedingt den behandelnden Arzt konsultieren.)
- Zu viel trinken (3 Liter oder mehr) kann aber auch gesundheitliche Probleme hervorrufen: Herz, Nieren und Lunge können überfordert werden. Zudem werden Mineralien ausgespült, die der Organismus dringend braucht. (Auch hier gilt: Unbedingt den behandelnden Arzt fragen.)

Mein Tipp: »Ich schaffe es nicht, so viel zu trinken« heißt für Dich ab sofort: **»Ab heute trainiere ich das Trinken.** Jeden Tag einen kleinen Schluck mehr.«

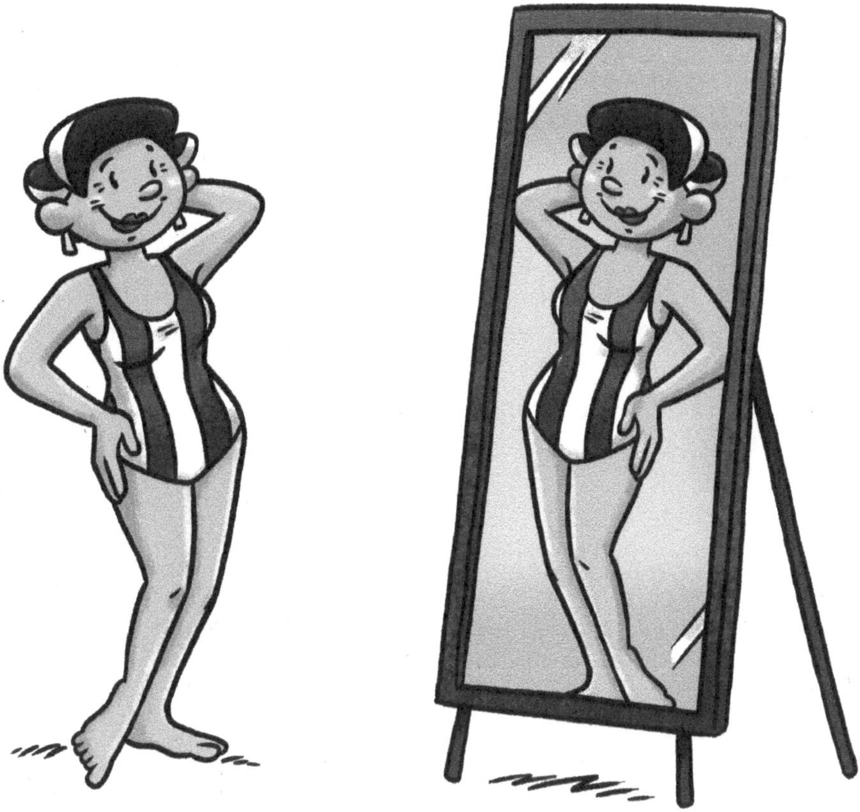

Vor dem Spiegel

MOTIVATION – »GEHT NICHT GIBT'S NICHT!«

Du bist über 60 und fest entschlossen, Deiner Gesundheit und Lebensqualität noch einmal eine Chance zu geben? Oder überlegst Du gerade, ob es einen Sinn hat, in diesem Alter noch eine Ernährungsumstellung vorzunehmen? Alte Pfade sind zwar bequemer, doch es kann sein, dass Du die Früchte einer Umstellung noch zehn, zwanzig, dreißig Jahre oder mehr genießen kannst. Damit ist die Frage nach dem Sinn wohl ausreichend beantwortet.

»Abnehmen« bedeutete früher hauptsächlich, schlank zu sein und schicke Klamotten tragen zu können. Heute ist gutes Aussehen natürlich immer noch ein Thema, aber der Wunsch, gesund und beweglich zu bleiben (oder wieder zu werden), ist mittlerweile auf Platz eins gerückt. Und es ist gar nicht so schwer.

Was uns oftmals hindert, sind Denkmuster, die wir selten hinterfragen. Doch nicht alles, was jahrzehntelang als das einzig Wahre erschien, ist unumstößlich.

Denkmuster 1: Wer älter ist, kann nicht mehr abnehmen.
Ich sage dazu: »Geht nicht gibt's nicht!« Es warten noch viele positive Veränderungen auf Dich. Zudem kostet es Dich keinen Cent, nur den Mut, ein wenig von alten Gewohnheiten abzurücken. Immer Deinem Alter und Deinen Möglichkeiten angepasst und im Alltag leicht umzusetzen. Kurz gesagt: Du kannst nichts verlieren, außer einige Pfunde und mit ziemlicher Sicherheit auch diverse körperliche Beschwerden. Die ersten positiven Veränderungen stellen sich schon nach ein paar Tagen ein. Optisch wirst Du sie noch nicht wahrnehmen, aber körperlich spüren.

Woher ich das alles weiß? Ich habe es selbst durchlebt. Nach 50 Jahren Diätkarriere, die oft mit Frust, Verzicht und Hunger, schneller Gewichtszunahme danach und sogar mit gesundheitlichen Nebenwirkungen verbunden war, kann ich mit gutem Gewissen sagen: **Die 30-g-Fett-Methode ist eine der wenigen Ernährungsumstellungen, die ein Leben lang weitergeführt werden kann.** Sogar (etwas aufgestockt) weitergeführt werden sollte, da diese gesunde Mischkost, richtig angewendet, dem Körper alle wichtigen Nährstoffe liefert, die auf Dauer benötigt werden.

Um das Gewicht zu halten, wird die Fettmenge von 30 Gramm auf 60 Gramm am Tag erhöht. Oder es werden zwei Chaostage anstatt einem in der Woche eingelegt. Bei Bedarf kann wieder auf 30 Gramm Fett am Tag reduziert werden, ohne dass eine weitere Umstellung nötig wäre. So wird die schwierige Zeit nach der Abnahme, die bei vielen Diäten eine Neuorientierung verlangt und schnell in alten Verhaltensmustern endet, vermieden.

Denkmuster 2: Wer abnehmen will, darf abends keine Kohlenhydrate essen, nach 18 Uhr gar nichts mehr essen und muss viel Sport treiben.

Das alles sind »Weisheiten«, die schon lange widerlegt sind. So ist die Deutsche Gesellschaft für Ernährung der Meinung: Beim Abnehmen sind die Kalorien, die über den Tag verteilt verzehrt werden, ausschlaggebend. Wie viele Kalorien verzehrt werden können, hängt vom jeweiligen Alter, der Größe und dem Gewicht ab, also vom ganz persönlichen Grundumsatz des betreffenden Menschen. Recht genau lässt sich dieser mit der sogenannten Harris-Benedict-Formel berechnen. Aber keine Angst: Bei der 30-g-Fett-Methode zählt nur das Fett. Diese Information ist nur zum besseren Verständnis gedacht. (Mehr dazu findet sich im Kapitel »Der Jo-Jo-Effekt«.)

Wahrheit 1: Je älter man wird, umso langsamer arbeitet der Stoffwechsel, und eine Abnahme von 200 bis 500 Gramm in der Woche ist zu erwarten.
Angesichts dieser Tatsache ist das Versprechen vieler Diäten, dass mit mehr Gewichtsverlust zu rechnen sei, selten realistisch. Mehr Abnahme wäre möglich durch exzessiven Sport, strengste Maßstäbe beim Essen und Trinken sowie den vollständigen Verzicht auf den Chaostag und andere »Kleinigkeiten«. Doch die Ergebnisse sind selten von Dauer, da diese Art der Gewichtsreduktion weder gesund noch längere Zeit durchzuhalten ist.

Wahrheit 2: Abnehmen braucht Zeit.
Crashdiäten haben noch nie funktioniert und versetzen den Körper in den Hungermodus. Der Stoffwechsel schaltet auf Sparflamme. Die 30-g-Fett-Methode macht dagegen nur die Vorgabe, statt fettreicher Lebensmittel fettarme zu verwenden und frische Produkte den Fertigprodukten vorzuziehen. Denn diese sind fast immer stark fett- und/oder zuckerhaltig und mit Zutaten hergestellt, die Heißhunger auf immer mehr erzeugen. Alles andere liegt in Deinem Ermessen. Zu besonderen Anlässen beziehungsweise einmal in der Woche ist ein Chaostag ohne jegliche Beschränkung erlaubt.

Jede Veränderung im Leben braucht Motivation. Sprich: Du hast einen oder mehrere Gründe, warum eine Umstellung Deiner Gewohnheiten notwendig ist. Doch einen Entschluss zu fassen und ihn umzusetzen, ist zweierlei. Das erfordert sehr viel Willensstärke. Denn nur zu gerne wird so ein Vorhaben auf morgen verschoben. Die Unterstützung einer Gruppe oder einer vertrauten Person ist da nur zu empfehlen.

Was war meine Motivation?
Mit 51 Jahren und 132 Kilo bestand mein Leben nur noch aus Rückenschmerzen und diversen anderen körperlichen wie seelischen Beschwerden. Ich hatte Luftnot schon nach kurzen Strecken, war ständig müde, lustlos und energielos. Meine Stimmung war niedergedrückt, und Panikattacken bestimmten meine Nächte. Dumme Sprüche von allen Seiten waren meine ständigen Begleiter. Ich war »DIE DICKE«, ein Mensch zweiter Klasse.

Wenn ich damals einen Blick in die Zukunft warf, dann dachte ich an das, was mir drohen könnte: Diabetes, Thrombose, hoher Blutdruck, kaputte Gelenke, Gallen-, Nieren-, Herz-Beschwerden und vieles mehr. Und ich fragte mich: Das alles soll ich in Kauf nehmen? Und ziemlich sicher auch einen wesentlich früheren Tod? Nur weil ich alles in mich reinstopfen muss? Ist es das wert?

Ich höre oft den Spruch: »In meinem Alter will ich nicht mehr auf alles verzichten.« Da frage ich mich: In welchem Fall verzichtet man auf mehr? Auf Torte verzichten oder auf Diabetes, künstliche Gelenke und »Dauer-Homeoffice«, weil man kaum noch laufen kann? Ich zumindest will nicht als einziges Thema Krankheiten und Arztbesuche auf dem Plan stehen haben. Ich will reisen, solange es geht, und ich will mich im Spiegel anschauen können. Du kennst doch das Udo-Jürgens-Lied: *Mit 66 Jahren, da fängt das Leben an …*

Was hat sich durch die Abnahme verändert?
Jetzt, mit 68 Jahren, bin ich fitter als mit 50. Ich trage normale Kleidergrößen und kann wählen, was mir gefällt, statt wie früher das nehmen zu müssen, was zufällig in meiner Größe zu bekommen war. Den Spruch »Diese Größe führen wir nicht« muss ich mir nicht mehr anhören. Und auch

nicht »Sie müssen abnehmen«, den Kommentar, den ich von jedem Arzt zu hören bekam.

Meine Blutwerte sind gut, der Rücken meckert nur selten. Klar ist auch heute hier und da ein Zipperlein zu spüren, aber das ist bei Weitem nicht mit der Zeit zu vergleichen, als ich 132 Kilo wog – obwohl ich jetzt fast 20 Jahre älter bin. Auch reise ich gern. Früher waren Reisen nur dorthin möglich, wo das Auto auch hinkam. Ganz zu schweigen von dem Schrecken, den die Wörter »Strand«, »Badeanzug« und »Sommerkleidung« hatten. (Um Himmels willen, bloß nicht.) Heute ist das alles kein Problem mehr. Endlich werde ich als Person, Kundin, Patientin respektiert. Vielleicht auch, weil ich mehr Selbstbewusstsein durch die Gewichtsabnahme entwickelt habe.

Sportliche Aktivitäten sind bis heute nicht mein Hobby, doch Bewegung tut mir körperlich und seelisch gut. Meine Sportarten sind Nordic Walking, Aquafitness und Spazierengehen, Bauchtrainer (ein Bügel zum Auf-und-ab-Wippen mit dem Oberkörper), Minitrampolin (um darauf zu laufen) und Minihometrainer (nur die Pedale eines Ergometers). Alle Geräte sind klein oder lassen sich zusammenklappen und damit gut unter dem Bett oder in einer Ecke verstauen. Ich entscheide, wie oft und wie lang ich welches Gerät benutze. Manchmal suche ich bei YouTube nach Fitness- oder Tanzvideos und mache in meiner Wohnstube dann gleich mit. (Mehr dazu im Kapitel »Sport und Energie«.)

Niemand muss ein »Idealgewicht« (das in meinen Augen ohnehin kaum zu erreichen ist) anstreben oder eine Sportskanone werden. Es geht um mehr Gesundheit und mehr Lebensqualität ohne anstrengende, zeitaufwendige und teure Maßnahmen.

Wer ein Vorhaben wie das Abnehmen umsetzen will, sollte das mit positiven Gedanken verbinden: Denke mit Vorfreude an das, was die Umstellung nach und nach bewirken wird, an die neuen, spannenden Erfahrungen, die auf Dich warten.

Jeder Tag kann zu einem kleinen Highlight auf dem Weg zum Ziel werden,

- wenn die Hose, die immer so eng war, dass Du Angst hattest, die Naht würde reißen, nach zwei Wochen Ernährungsumstellung locker über den Po geht.
- wenn Dir nach zwei weiteren Wochen das Treppensteigen leichter fällt, weil die Luft nicht mehr so knapp ist.
- wenn nach einigen Wochen die ersten Komplimente kommen und Du Dich fühlst wie Marilyn Monroe oder Brad Pitt. (Das hängt allerdings davon ab, wie viel Übergewicht Du hattest: Je mehr Kilos es waren, umso länger dauert es leider, bis Außenstehende die Abnahme bemerken.)
- wenn der Arzt lobend Deine besseren Blut-, Zucker- und Blutdruckwerte feststellt.
- wenn Du jeden Tag spürst, wie Deine Energie und Lebensfreude steigen.
- wenn Du wieder gerne einen Blick in den Spiegel wirfst.
- wenn die Gedanken nicht mehr ständig um den nächsten Snack oder die nächste Mahlzeit kreisen, sondern neue oder alte Interessen wieder von Bedeutung sind.

Du willst es schaffen, und Du wirst es schaffen!

Durchhalten

Diese Fehler solltest Du auf jeden Fall vermeiden:

- Du solltest niemals vorausberechnen, wie viel Du bis zu einem bestimmten Datum abnehmen wirst. Denn: Es gibt Wochen ohne Abnahme oder sogar mit einer Zunahme. (Das ist ganz normal.) Schon nach 2 oder 3 Wochen ist die geplante Abnahme nicht mehr aufzuholen. Die Folge: Frust. Und man gibt genervt auf.
- Du solltest Dich nicht täglich wiegen. Der Wasserhaushalt schwankt täglich. So speichert jedes Gramm Salz 100 Milliliter Wasser im Gewebe und jedes verspeiste Gramm Kohlenhydrate 4 Gramm. Der Darm ist mal mehr und mal weniger gefüllt. Das alles wiegt auf der Waage mit.
- Wiegen solltest Du Dich grundsätzlich nur morgens nach dem Toilettengang, vor dem Frühstück und vor dem Anziehen. (Abends ist das Gewicht bis zu 2 Kilo höher.) Die Waage sollte immer am selben Platz auf hartem Untergrund stehen.

Wie halte ich durch?

- **Schreibe auf, warum Du abnehmen willst, und lies es jeden Tag.**
- **Mach Dir jede Woche einen Essensplan und kaufe danach ein.**
- **Notiere Dir sofort nach dem Verzehr einer Mahlzeit Deine Fettpunkte.**
- **Bevorrate keine Süßigkeiten.**
- **Lege Dir Obst- und Gemüsevorräte an.**
- **Kaufe nicht hungrig ein.**
- **Trinke viel Wasser, da Heißhunger oft »nur« Flüssigkeitsmangel ist.**
- **Lass keine Mahlzeit aus.**
- **Meide Zucker und Zuckerhaltiges. Denn Zucker macht Appetit auf noch mehr Zucker.**
- **Sei Dir bewusst, dass ein Stillstand zwei Tage, zwei Wochen oder zwei Monate dauern kann. (Die Ursache ist unbekannt.)**

Erfolgsgeschichten

Bei Deinem Kampf gegen die Pfunde und dem Versuch, Dich mit einem neuen Lebensabschnitt auseinanderzusetzen, bist Du nicht allein: Vielen anderen geht es genauso. Auch sie kennen die großen und kleinen Schwierigkeiten, die einem dabei begegnen, kennen das ständige Auf und Ab. Auch wenn jeder Lebensweg ein anderer ist, so hoffe ich, dass die Geschichten von Frauen, die ihren Kampf erfolgreich bestehen konnten, ein Ansporn für Dich sind, nicht aufzugeben und Deinen Weg weiterzugehen.

Edelgard Weikamp: Meine Geschichte

Weiter ... weiter ... immer weiter ... »Edelgard, Du darfst nicht so viel essen, Du wirst zu dick.« Das sagte meine Mutter, als ich zehn Jahre alt war, und meine Oma nahm sofort die Kartoffeln, die ich auf meinen Teller gelegt hatte, zum Teil wieder runter. Ich war verwirrt. Oma schaute mich an und meinte: »Deine Mama hat recht, von Kartoffeln bekommt man einen Kartoffelbauch. Schau Dich doch mal an!« Meine Verwirrung wurde größer.

In den nächsten Tagen überlegte ich, ob ich wirklich zu dick war. Ich schaute mich im Spiegel an. Gut, ich war kräftiger als mein zwei Jahre jüngerer Bruder. Er war spargeldünn, und meine Mutter rannte ständig mit ihm zum Arzt. Aber der sagte nur, dass alles gut sei. Und dann musste ich auch zum Arzt, und er befand: »Ein bisschen Babyspeck, aber das verwächst sich. Ansonsten alles in Ordnung.« Auf dem Weg nach Hause meinte meine Mutter: »Wir müssen da was machen!« Und ich dachte: »Was machen, was denn?«

Das zeigte sich mir am nächsten Tag: Alle aßen Sauerkraut mit Kassler und Kartoffelbrei, und auf meinem Teller lagen eine Scheibe Vollkornbrot und ein Stück gekochtes Rindfleisch. Ich spüre heute noch das trockene Gefühl im Mund. Es war einfach nur eklig. Und ich wollte auch das, was die anderen aßen. Wie gesagt, ich war damals zehn Jahre alt!

Ich hatte Hunger, den ganzen Nachmittag. Aber meine Mutter passte auf wie ein Schießhund, dass ich bloß nichts anderes aß als das, was sie mir gab. Und das schmeckte mir nicht. Mein Bruder aber saß da mit einer ganzen Tafel Haselnussschokolade in der Hand und biss genüsslich Stück für Stück davon ab. Er aß die ganze Tafel auf! Meine Gefühle kann sich jeder vorstellen, denke ich. Abends meinte meine Mutter: »Wir machen jetzt einen Spaziergang und gehen Richtung Bahnhof!« »Was? Wieso denn das?« Abendspaziergänge mit meiner Mutter waren immer dazu da, um irgendwelche Probleme ohne Zuhörer aus der Familie zu besprechen. Das wusste ich genau.

Als wir am Bahnhof waren, ging sie schnurstracks zu der öffentlichen Waage. In der Hand hielt sie 10 Pfennig, und ich musste mich auf die Waage stellen. Sie warf die 10 Pfenning ein, es ratterte, und ein Zettel kam heraus. Darauf stand etwas geschrieben. Leider weiß ich nicht mehr, wie viel ich wog. Meine Mutter zog die Augenbrauen hoch und sagte: »Wir müssen etwas tun.« Das war der Anfang meiner Diätkarriere.

Wenn ich mir heute Fotos von damals anschaue, so sehe ich ein großes Mädchen mit einer kräftigen Figur, aber ich war nicht dick. Ich war immer schon gut einen Kopf größer als meine Freundinnen und sah dadurch natürlich auch kräftiger aus. Aber dick ... das kann ich wirklich nicht sagen.

Meine Diätkarriere ging weiter. (Ich erinnere mich noch an Weizenkleiebrei. Das war so eklig. Matschig weich und kaum süß. Zu viel Zucker macht ja dick.) Aber ich wurde älter und schlauer. Ich kam auf die weiterführende Schule und musste jeden Tag zwanzig Minuten mit dem Zug fahren und dann auch noch gut fünfzehn Minuten laufen. Laufen und mich bewegen war sowieso nicht mein Ding. Ich fand es schrecklich. Auch draußen spielte ich selten bei den anderen Kindern mit. Meistens saß ich auf der Bürgersteigkante und schaute zu. Viel lieber las ich Bücher oder machte Handarbeiten. Darin war ich richtig gut. Und das machte mir auch Spaß. Dann bekam ich Rollschuhe ... Ich fand die Dinger furchtbar. Meine Mutter schickte mich damit auf die Straße, und es kam, wie es kommen musste: Ich fiel hin und hatte an beiden Beinen und an den Armen Verletzungen. Nicht schlimm, aber immerhin. Alleine konnte ich nicht aufstehen, und eine Nachbarin kam und half mir. Die blöden Rollschuhe habe ich nie mehr angezogen und weiß auch nicht, was damit passiert ist.

Auf dem Weg zur Schule stand am Bahnhof ein Büdchen mit vielen Leckereien. Jetzt bekam ich zum ersten Mal Taschengeld, und es war für mich das Beste, mir vor dem Nach-Hause-Fahren am Büdchen fünf Schaumküsse zu kaufen. Diese aß ich im Zug alle auf. Lecker! Zu Hause sagte ich dann: »Ich hab gar keinen Hunger«, denn das Essen, das mir zugeteilt wurde, war gar nicht nach meinem Geschmack. Und auf der Waage tat sich jetzt natürlich auch nichts mehr. Im Gegenteil: Ich nahm zu, und meine Mutter verstand die Welt nicht mehr! Später habe ich ihr das gebeichtet, und sie war nach den vielen Jahren doch tatsächlich sauer auf mich: »Kein Wunder, dass du heute so breit bist!« Da war ich 21 Jahre alt.

Mit 18 habe ich geheiratet, und da ich gerne kochte und backte, ging mein Gewicht immer weiter hoch. Mit 23 bekam ich meine Tochter. Danach war ich sehr schlank, weil ich mich mehr bewegen musste. Immer die Treppe hoch zum Kinderzimmer und mit Kind wieder runter, Wäsche waschen, aufhängen, bügeln ... Ich hatte genug zu tun. Und absolut keine Zeit zu essen.

Dann kam die Unzufriedenheit. Ich war es gewohnt zu arbeiten und saß nun zu Hause mit Kind, Windeln und Fläschchen, die gemacht werden mussten ... Mit der Unzufriedenheit sammelten sich die leeren Pralinenschachteln und Schaumkussverpackungen unter meinem Bett. Wenn nichts mehr drunterpasste, entsorgte ich sie heimlich. Ich konnte zwölf Schaumküsse auf einmal essen und dann noch etwas Herzhaftes. Das kennen bestimmt viele. Ich nahm stetig zu und wog schnell über 100 Kilo. Aber das war mir egal. Ich fühlte mich wohl. Meine Mutter schüttelte den Kopf, aber ich war erwachsen und machte das, was ich wollte. Ich kochte deftig für mich und meinen Mann und backte viele Torten. Ich dachte nie darüber nach, dass ich viel zu schwer war, und das Gewicht stieg und stieg.

Mit 35 Jahren wurde ich schwanger und bekam mein zweites Kind. Ich war so dick, dass ich nach der Entbindung nicht in das Kamillenbad passte. Das war peinlich, aber es war mir egal. Nun hatte ich schon 138 Kilo. Durch familiäre und gesundheitliche Probleme nahm ich schnell noch weitere 30 Kilo zu. 168 Kilo stand auf der Arztwaage, denn meine Waage zu Hause verweigerte den Dienst. Mein Arzt riet mir dazu, mein Leben in Ordnung zu bringen, dann würde ich das »dicke Fell« nicht mehr brauchen. Diesen Rat befolgte ich, und es gelang mir, nach meiner Scheidung endlich zu erkennen, wie dick ich war.

Wenn die Freunde meiner Kinder mein Dicksein ansprachen und darüber lästerten, sagte mein Sohn immer: »Meine Mama ist nicht dick. Sie ist so weich wie eine Wolke.« Da kamen mir die Tränen, und ich wusste: Ich musste etwas tun! So konnte das nicht bleiben! Sosehr ich mich auch über diese Aussage freute. Ging ich über die Straße und Jugendliche riefen hinter mir her: »O Mann, ist die fett!«, da rief ich zurück: »Ich bin gerne fett!« Aber war ich das wirklich? O nein, in meinem Inneren brodelte es sehr.

Nach Rücksprache mit meinem Arzt entschied ich mich dann für ein Abspeckprogramm mit regelmäßigen wöchentlichen Treffen. Dadurch nahm ich 50 Kilo ab und war stolz wie Bolle. Aber nach dem Abbruch des Programms nahm ich wieder und noch mehr zu. Ich war verzweifelt. Ich fragte mich: Warum esse ich immer so unkontrolliert und solche Mengen? Auch ein Programm der Krankenkasse half mir nicht weiter. Es folgten Eierkuren, Atkins-Diät, Ananasdiät und vieles mehr. Ich wurde davon irgendwann leberkrank. (Ich musste nun sehr bewusst und nach Plan essen, und ich bin heute froh, dass meine Leber wieder fit und gesund ist.)

Irgendwann nach dem Jahrtausendwechsel las ich dann von fettarmem Essen. Ich informierte mich weiter, und irgendwie sprach es mich an. Eigentlich konnte man alles essen, nur musste man Fett einsparen. Ich probierte es aus und stellte fest, dass es mir sehr guttat. Es war nur ziemlich schwierig auszurechnen. Es gab eine Formel dafür, und ich stand oft mit dem Taschenrechner im Supermarkt und rechnete das alles durch. Ich durfte eigentlich alles essen, es musste nur in die Formel passen. Es war einfach, anstatt des fetten Joghurts oder der fetten Milch die fettarme Variante zu nehmen. Ich kochte Hühnchen und kaufte gekochten Schinken. Mit viel Gemüse oder

Salat bereitete ich mir leckere Mahlzeiten. Auch meine Kinder mochten das sehr gerne. Ich aß auch relativ viel Obst, denn Obst ist ja gesund! Oder doch nicht? Mein Hausarzt riet mir davon ab, nachdem meine Zuckerwerte eine Insulinresistenz und einen Prädiabetes anzeigten. Darauf zu verzichten, fiel mir sehr schwer, war doch das Obst immer mein Ersatz für Süßigkeiten gewesen.

Bei weiteren Recherchen stieß ich 2008/2009 auf Susanne Schmidt und die 30-g-Fett-Methode. Ich meldete mich in einem Forum an und traf viele Leidensgenossinnen. Ich las und las und las und fand dann auch die Internetseite. Dort gab es auch Bücher, die mich sehr interessierten. Es waren viele Rezepte darin. Sogar Kuchen und Nachtisch. Das war was für mich. Ich kochte am Anfang nur nach diesen Rezepten, und ich nahm wieder ab.

Ich weiß noch so gut, wie es war, als ich dann endlich (es muss 2010 gewesen sein) die 100 Kilo knackte. Da hatte ich 68 Kilo abgenommen und kam mir so schlank vor. Wenn ich mich im Spiegel sah, dann sah ich eine gut aussehende, schlanke Frau. Ich konnte mich auf jede Waage stellen, ohne dass diese stöhnte und den Geist aufgab. Das beflügelte mich so, dass es vor lauter Begeisterung tatsächlich zu einem Einbruch kam. Wie es dazu kam, verstehe ich heute nicht mehr. Ich nahm wieder 20 Kilo zu. Da war es vorbei mit dem schönen Spiegelbild. Im Gegenteil: Ich sah mich schlimmer, als ich war, und ich war total unzufrieden mit mir selbst. Aber ich kam aus diesem Loch einfach nicht raus.

Es dauerte eine lange Zeit, bis ich wieder in der Lage war, an mich selbst zu denken. Es war wirklich schlimm. Aber mithilfe einer Psychotherapeutin fand ich wieder zu mir selbst, und diese half mir auch, wieder in die gesunde Ernährung einzusteigen.

Ich kochte wieder gerne gesunde, fettarme Mahlzeiten, und ich bin mittlerweile ein richtiger Gemüsefreak geworden, wie mein ältester Sohn immer sagt. Gemüse gibt es immer bei mir. Zum Frühstück vor dem Haferflockenmüsli, mittags als Vorspeise und oft auch als Nachtisch. Abends zum Brot oder auch pur. Ich liebe einfach Tomaten, Gurken, Radieschen, Kohlrabi, Selleriestangen, Paprika als leckere Zugabe zu meiner Mahlzeit. Davon bin ich dann so satt, dass ich gar nichts anderes mehr brauche.

Damals kämpfte ich mich langsam wieder dahin, wo ich hinwollte, und ich erreichte die 99,9 Kilo wieder mit der 30-g-Fett-Methode und dem Forum. Ich lernte viel in dieser Zeit und informierte mich weiter. Ich erfuhr vieles, was interessant war und auch wichtig für mich, aber es standen auch viele Informationen im großen World Wide Web, die einfach falsch waren und es auch heute noch sind und die mich auch von meinem Weg haben abweichen lassen. Es gab zum Beispiel Low Carb, und das musste ich ausprobieren. Aber ehe ich merkte, dass es für mich persönlich absolut nicht das Richtige war, war ich wieder leberkrank. Ich war so froh, dass ich wusste, was ich zu tun hatte, und ich fand auch den Weg sehr schnell wieder zurück. (Es mag viele Menschen geben, die gut mit Low Carb leben können, aber für mich ist es einfach nichts.)

Was mir sehr half, war die Aussage eines Professors in der Düsseldorfer Uniklinik. Er setzte sich nach einer langen, schwierigen Erkrankung zu mir aufs Bett und meinte: »Wenn ich Ihnen einen guten Tipp geben darf: Verzichten Sie auf Fleisch, Wurst und alle Fertigprodukte. Das wird Ihrem Körper sehr guttun.« Seinen Vorschlag setzte ich sofort um, und seitdem lebe ich vegetarisch. Natürlich ist es nicht jedermanns Sache, und ich würde auch niemals sagen, dass Fleischesser ungesund leben. Ich meine, dass jeder selbst entscheiden muss, wie er lebt. Auch übergewichtige Menschen. Jeder hat sein Leben selbst in der Hand und auch seine Gesundheit. Für mich – und ich spreche nur von mir – ist ein gesundes, fettarmes, fleischloses Essen das Beste.

Aber es ist natürlich auch bei mir so, dass ich nicht immer konsequent bin. Ich habe auch meine schlechten Zeiten. Aber heute ist es wirklich so, dass ich bei einer Zunahme von circa 2 Kilo sofort die Alarmglocken läuten höre, die mir sagen: STOPP!

Ich habe jetzt insgesamt 80 Kilo abgenommen, und ich halte mein Gewicht – mal mehr, mal weniger, aber nie mehr als 2 Kilo Zunahme! Und ich glaube, dass mein jetziges Gewicht von 88 Kilo gut so ist. Ich bin 1,76 m groß, und, okay, bis zum Normalgewicht fehlen noch 12 Kilo. Aber will ich das? Ich denke, nein, denn ich fühle mich wirklich sehr, sehr wohl, und ich lebe heute noch fettarm nach dem Programm, lege aber zwei gemäßigte Chaostage in der Woche ein.

Was allerdings geblieben ist, ist meine Zuckersucht. Es ist wirklich furchtbar. Sobald ich etwas Zuckerhaltiges – egal, was – zu Hause habe, muss ich es vernichten. Bis zum bitteren Ende. Ich esse und esse und esse und kann erst aufhören, wenn die Tüte leer oder die Tafel Schokolade (auch wenn sie 300 Gramm hat) weg ist. Deswegen kaufe ich niemals Süßigkeiten. Aber dann kommt meine Nachbarin und bedankt sich für das Annehmen eines Pakets mit einer Schachtel Pralinen, und ich weiß genau: Egal, wo ich sie verstecke oder mein Mann, damit ich nicht weiß, wo sie ist: Ich finde sie immer, weil ich suche und suche und suche. Und dann wird das Gehirn ausgeschaltet und alles bis auf den letzten Rest vernichtet.

Natürlich habe ich auch schon daran gedacht, und es wurde mir auch von vielen empfohlen, einfach nichts anzunehmen. Aber das finde ich so unhöflich, und ich kann es einfach nicht. Und es ist ja nicht nur, dass ich davon zunehme (das kriege ich wieder runter): Es geht darum, was mein Körper dazu sagt. Kopfschmerzen sind da noch das geringere Übel, denn ich fühle mich schrecklich. Sodbrennen quält mich und Gelenkschmerzen (und ich habe auch Angst, dass meine Insulinresistenz wieder aufflackert). Aber ich bin nicht in der Lage, konsequent NEIN zu sagen. Aber wenn alles weg ist, ist es vorbei, und ich kann wieder sehr schnell in die gesunde, fettarme Ernährung einsteigen.

Darum rate ich allen, die auch damit kämpfen – und ich weiß, dass es viele sind: Lasst den süßen Kram aus dem Haus. Es gibt schon genug versteckten Zucker, der in vielen Lebensmitteln wirklich nichts, aber auch gar nichts zu suchen hat.

Allerdings bin ich auch immer noch ein richtiger Bewegungsmuffel und auch aufgrund meines Alters von 73 Jahren nicht mehr in der Lage, richtigen Sport zu machen. Ein täglicher 30-minütiger Spaziergang reicht aus, um mich in Form zu halten.

Ich habe viele gemütliche Hobbys wie Stricken oder Häkeln, aber mein größtes Hobby ist inzwischen die gesunde Ernährung geworden. Ich informiere mich immer weiter und lerne viel dazu.

Diese Erfahrungen gebe ich sehr gerne an andere weiter, und so bin ich seit zwei Jahren Betreuerin im Ü-60-Kurs von Susanne Schmidt, der über die »Nie wieder dick« Internetseite gebucht werden kann. Diese Aufgabe bereitet mir sehr viel Freude, und auch ich erfahre von den Teilnehmerinnen manche Dinge, die ich noch gar nicht wusste.

Auf jeden Fall werde ich diesen Weg so weitergehen. Ich habe die richtige Ernährung für mich gefunden, und ich sehe auch alle drei Monate bei meiner Blutuntersuchung, dass alles gut ist und dass ich gesünder bin als manch junger Mensch. Sogar meine Hausärztin ist neidisch auf meine guten Werte.

Und wenn es wirklich mal Ärzte gibt, die mir sagen: »Sie sind zu schwer«, dann lächle ich sie an und antworte: »Ich habe 80 kg abgenommen, und das reicht jetzt!« Dann schauen sie mich ungläubig an, und meistens kommt die Frage: »Einfach so, nur mit Ernährung?« Und schon ergibt sich ein interessantes Gespräch über die verschiedenen Möglichkeiten der Ernährung und was man damit alles erreichen kann.

Eins will ich noch erwähnen: Ich habe gelernt, dass es niemals aufhört, dass man immer auf sein Gewicht achten muss. Für mich gibt es kein »Wunschgewicht erreicht« und »Nun geht es weiter wie vorher«. Mein Programm heißt: Ernährungsumstellung nach NWD (Nie wieder dick). Und das bedeutet, dass man sich ein Leben lang an dieses Programm halten sollte. Heute bin ich 73 Jahre alt, und ich bin NWD und Susanne Schmidt so dankbar für die vielen Tipps und die große Unterstützung. Und ich sage heute: »Ich fühle mich so wohl wie nie!« Aber auch: »Schade, dass ich es nicht früher wusste.«

Petra Pohl: Meine Geschichte

Im Sommer des Jahres 1963 erblickte ich das Licht der Welt, und meine Eltern legten mir den Vornamen Petra in die Wiege. Im Laufe meiner Kindheit wurde mir immer wieder gepredigt, dass man erst vom Tisch aufsteht, wenn der Teller leer gegessen ist. Weitere Äußerungen wie »Die Sonne scheint sonst nicht« oder »Andere Kinder auf der Welt müssen hungern« waren an der Tagesordnung. Aussagen, die ungemein prägten, denn als Kind hinterfragt man sie nicht. Erwachsene, insbesondere die eigenen Eltern, haben schließlich eine Vorbildfunktion, und ich legte es so aus, wie es für mich günstig war. Also habe ich ein Leckerli da und ein Naschi dort gegessen, aber leider nur selten etwas, was meiner Gesundheit zuträglich war.

Bei Familienfeiern, die als etwas Besonderes galten, bog sich die Tischplatte fast unter Torten, Kuchen und Gebäck. Die Reste begleiteten mich häufig auf dem Heimweg. Ich sollte essen, also griff ich zu, immer wieder.

Die Folge davon war, dass ich schon als Kind nicht gerade als schlank bezeichnet werden konnte. Außer mit meiner pummeligen Gestalt hatte ich während meiner Schulzeit mit einer weiteren Unzulänglichkeit zu kämpfen: Ich war Brillenträgerin. Schnell wurde ich als »Brillenschlange« oder »Hoppel-Moppel« bezeichnet. Alle machten sich über mich lustig. Wenn ich während des Sportunterrichts versuchte, mit grazilen, gazellenhaften Bewegungen zu glänzen, wurde ich häufig zur Lachnummer. Bei Mannschaftssportarten wie Völker-, Faust- oder Volleyball sah es nicht viel besser aus. Und generell wurde ich als Letzte in die Mannschaft gewählt. Als Geschenk des Himmels empfand ich es, als die Zeit der Menstruation begann, weil man dann vom Sportunterricht freigestellt war. Kaum vorstellbar, wie oft ich meine Tage hatte und es mir schlecht ging. Zumindest in dieser Hinsicht war ich ein anatomisches Wunder. Mir kam damals überhaupt nicht in den Sinn, dass die Lehrkraft dies anzweifeln könnte, was mich heute herzhaft lachen lässt.

Früher gab es, viele werden sich erinnern, Tante-Emma-Läden mit zahlreichen bunten Bonbongläsern, die selbstredend so platziert waren, dass man förmlich mit der Nase darauf stieß. Dort investierte ich natürlich ein paar Groschen meines Taschengeldes. Unweit meiner Schule gab es auch eine Bäckerei, die Schokoküsse und Schokokussbrötchen anbot, ebenfalls ein Träumchen. Letztendlich alles Nahrungsmittel, die sich nicht unbedingt positiv auf das Gewicht auswirkten. Irgendwann kam ich an den Punkt, an dem ich selbst mein Aussehen hinterfragte. Eines Morgens, als ich mein Spiegelbild sah, erschrak ich dann doch sehr und sagte mir: »Es muss endlich etwas passieren!«

Ich war aber nicht nur mit meiner Figur mehr als unzufrieden: Mich bewegen, Schuhe zubinden und Treppen laufen fiel mir zunehmend schwer. Und so begann die Zeit der gefühlten tausend Diäten, die überall in der Yellow-Press angepriesen wurden. Ich probierte die Ananasdiät aus, die Reis-, die Kohlsuppen-, die Eier- und die Atkins-Diät (um nur einige zu nennen). Außerdem FDH, Knopf im Ohr, Akupunktur, Low Carb und Trennkost. Ich klammerte mich an jeden Strohhalm und versuchte es auch mit diversen Shakes zum Abnehmen. Heute schüttele ich nur noch den Kopf darüber. Selbst mein damaliger Hausarzt schrieb mir Tabletten auf, die bei der Abnahme helfen sollten. Mit diesen wird, vereinfacht erklärt, die Aufnahme von Fetten aus der Nahrung unterdrückt und Fett schneller ausgeschieden. Aber außer dass ich ständig Durchfall hatte und viel Geld loswurde, bewirkte dieses Mittel überhaupt nichts. Dafür trat – wie immer – der berühmt-berüchtigte und völlig demotivierende Jo-Jo-Effekt ein. Also ignorierte ich fortan einmal mehr mein Spiegelbild und gratulierte meinem inneren Schweinehund ausgiebig zu seinem Erfolg.

Auch musste ich in dieser Zeit schwere Schicksalsschläge verkraften, sodass ich auf gar nichts mehr achtete und mein Gewicht förmlich in die Höhe schoss. Eines Tages blickte ich erneut auf mein Spiegelbild und begutachtete es nun doch etwas kritischer. Dabei kam ich zu dem Schluss: Es war eindeutig zu viel, was ich auf den Rippen hatte. So konnte es nicht weitergehen. Es war dringend an der Zeit, dem Gewicht wieder einmal den Kampf anzusagen und sich mit dem inneren Schweinehund zu duellieren. Nicht zuletzt, weil auch noch etwas anderes hinzugekommen war: Ausgelöst durch einen Autounfall, hatte sich in meinem einen Knie eine Arthrose entwickelt, die mir dann im weiteren Verlauf eine Knietotalendoprothese (Knie-TEP), im Volksmund »künstliches Kniegelenk« genannt, einbrachte. Um einen vorzeitigen Verschleiß der Knie-TEP zu vermeiden, sollte ich auch weniger Körpermasse mit mir herumtragen.

Das Einzige, was mir damals klar war, war die Tatsache: Abnehmen fängt im Kopf an. Und ich muss die richtige Einstellung dazu finden. Erneut besann ich mich. Und dieses Mal entwickelte ich endlich einen gewissen Schlachtplan: Mir kam die Erkenntnis, dass die Höhe der Kalorienzahl ein wichtiger Bestandteil einer gesunden sowie erfolgreichen Abnahme ist. Weiter reifte in mir die Erkenntnis, dass vor allem Süßes und Fettes eine sehr hohe Menge an Kalorien enthalten. Also reduzierte ich meinen Konsum sehr fetthaltiger Speisen und Süßigkeiten.

Während meiner Recherche zur Ernährung stolperte ich über ein Buch, in dem es auch um die Kalorienzufuhr in Verbindung mit dem Fettanteil in den Lebensmitteln geht. In Anlehnung an das Buch begann ich damit, Kalorien zu zählen. Und ich achtete auf die Nährwertangaben, die auf jeder Lebensmittelpackung angegeben sind. Diese Angaben finde ich sehr hilfreich, denn eine gesunde Ernährung wird damit wesentlich einfacher.

Durch die Ernährungsumstellung sowie die Kalorienzählerei verlor ich kontinuierlich an Gewicht. In relativ kurzer Zeit hatte ich um die 5 Kilo abgenommen, was daran lag, dass der Körper eine Menge Wasser ausgeleitet hatte. Danach ging das Gewicht langsamer, aber doch stetig nach unten. Allein mithilfe des Kalorienzählens warf ich einen Großteil meiner Kilos über Bord.

Anfangs wurde ich müde belächelt, als ich zum x-ten Mal versuchte abzunehmen. Ich durfte mir Kommentare anhören, die zum Teil unter die Gürtellinie gingen: »Du hältst das sowieso nicht durch«, »Behalte lieber die Einmannzelte«, »Denk daran, das Licht im Kühlschrank auszuschalten, damit Du nicht siehst, was drin ist«, »Der Jo-Jo-Effekt ist vorprogrammiert«, »Du bist fett. Finde Dich damit ab«, »Dicke sind gemütlich« ... Die Aufzählung könnte ich noch ellenlang fortführen. Aber für mich stand fest, dass ich mich von diesen Sprüchen nicht zurückwerfen lassen würde. Anders als man vielleicht denken könnte, ließ ich mich durch diese Äußerungen nicht unterkriegen, im Gegenteil: Sie motivierten mich noch mehr, meinen inneren Schweinehund erfolgreich zu bekämpfen.

Es ist bekannt, dass bei sehr starkem Übergewicht (Adipositas) die Abnahme von ein paar Kilo nicht beziehungsweise kaum auffällt. Nachdem es aber immer mehr Kilos wurden, die ich über Bord geworfen hatte, kamen die ersten Komplimente. Außerdem konnte ich mich wieder besser bewegen: Mir fiel vieles leichter, und auch die Kurzatmigkeit begann, sich zu bessern. Mit stolzgeschwellter Brust entsorgte ich mein »Zelte« und »Stoffsäcke« – so enorm weit war meine Kleidung geworden. Es machte nun wieder richtig Spaß, neue Kleidung zu kaufen, denn ich musste mich nicht mehr schämen oder verstecken. Das war Balsam für meine Seele und Motivation weiterzumachen.

Ab und zu kam es, trotz aller Glücksgefühle und meines großen Enthusiasmus, zu mentalen Rückschlägen, die mich fast dazu brachten, alles wieder über den Haufen zu werfen. Mit Selbstmotivation und starkem Willen versuchte ich, dem entgegenzuwirken. Um nicht immer das Gleiche essen zu müssen, war ich ständig auf der Suche nach Rezepten für Gerichte, die fettarm sind und sich unkompliziert zubereiten lassen. Mein Bücherregal zierten so einige Kochbücher, die aber nicht für eine Abnahme geeignet waren. Also beschloss ich, in eine Buchhandlung zu gehen und Bücherwurm zu spielen.

Mein Gefühl sagte mir: Zeitverschwendung. Dennoch begab ich mich in Richtung Kochbuchabteilung. Es gab vor allem Diätbücher und zahlreiche Kochbücher zu Themen wie Low Carb, Trennkost oder WeightWatchers – Bücher, die ich nicht benötigte oder haben wollte. Plötzlich wanderte mein Blick zu einem Taschenbuch von Susanne Schmidt. Das Buch befasst sich mit der 30-g-Fett-Methode, die speziell für Kinder entwickelt worden war, aber auch für Erwachsene anwendbar ist. Neben weiteren Rezeptbüchern war auch eine Biografie von Susanne Schmidt erschienen, die ich mir gleich im Onlineshop von »Nie wieder dick« bestellte. In manchen Punkten erkannte ich mich direkt wieder und musste gelegentlich darüber schmunzeln. Das gab mir dann auch den Impuls, um vom Kalorienzählen zur 30-g-Fett-Methode zu wechseln.

Obwohl beide Methoden ähnlich sind, musste ich doch etwas umdenken. Aber je länger ich die 30-g-Fett-Methode anwendete, umso besser klappte es. Auch ist Fettpunkte zu zählen, deutlich einfacher, als Kalorien zu zählen. Eines Tages zeigte meine Waage ein Minus von 61 Kilo an. Dass ich dieses Ziel erreicht hatte, erfüllte mich mit extremem Stolz. Trotzdem war es für mich nur eine weitere Etappe auf dem Weg zu meinem großen Ziel: Mir fehlten bis zu meinem Wunschgewicht noch runde 5 Kilo, die, wie von einem Magneten festgehalten, einfach nicht purzeln wollten.

Wieder auf der Suche nach hilfreichen Informationen, wie ich diese Etappe auch noch schaffen könnte, landete ich erneut auf der Homepage von »Nie wieder dick«. Dort bestellte ich die Bücher, die mir noch fehlten, und schaute mir auch noch einmal das Online-Programm von NWD an. Letztendlich entschied ich, dass es einen Versuch wert wäre, und bat Susanne Schmidt, mich zu coachen. Es ist eben etwas anderes, sich mit jemandem auszutauschen, der diese Situation kennt, als mit Personen, die nie Gewichtsprobleme hatten.

Ich nahm zwar nicht schnell ab, aber die Ziellinie, nämlich das Erreichen meines Wunschgewichtes, konnte ich überschreiten. Ich hätte am liebsten die ganze Welt umarmt. Obwohl ich mit der Zielfahne abgewunken wurde, setzte ich mich weiterhin mit meiner Ernährung auseinander. Ließe ich wieder alles schleifen, würde der Jo-Jo-Effekt nicht lange auf sich warten lassen. War ich vor meinem Gewichtsverlust ein absoluter Bewegungsmuffel gewesen, so fand ich nun kurioserweise immer mehr Spaß an Bewegung, sodass ich förmlich zum Bewegungsfreak mutierte. Anfangs waren es

Spaziergänge, die flotter und länger wurden. Nordic Walking, Minitrampolin sowie Ergometer erweiterten das Spektrum meiner Bewegungsarten. Sofern es mir möglich ist, versuche ich auch heute noch, jeden Tag mindestens einen flotten Spaziergang von 30 Minuten zu machen. Bewegung beziehungsweise Sport ist laut *Deutschem Ärzteblatt* bei der Gewichtsreduktion zwar nur als zweitrangig anzusehen, aber es ist unbestritten gesund und eine Belebung für Körper, Geist und Seele. Mir gibt es jedenfalls ein Wohlgefühl.

Nach meiner Abnahme hieß es nun, sich mit dem Halten des neuen Gewichts zu beschäftigen. Es klappte eine gewisse Zeit sehr gut, bis sich einiges bei mir veränderte: Verschiedene traurige Ereignisse und die Folgen meiner Erkrankung führten dazu, dass mich Ernährung nur noch am Rande interessierte. Ablenkung suchend, schob ich die Nahrungsaufnahme ziemlich beiseite. Das ging dann so weit, dass ich förmlich vergaß, etwas zu essen, und auch nicht mehr essen mochte. Hungergefühl kannte ich nicht. Zu diesem Zeitpunkt bestand bei mir die große Gefahr, in die Magersucht zu rutschen. Die Waage zeigte mittlerweile minus 72 Kilo an. Mein Spiegel präsentierte mir mein Ebenbild: total eingefallene Wangen und Blässe. Ich sah ausgemergelt und krank aus. Und wenn ich etwas Nahrung zu mir nahm, ermahnte mich mein Unterbewusstsein und signalisierte mir, dass ich zunehmen könnte. Genießen konnte ich nicht mehr.

Auch wenn der letzte Absatz wenig mit dem Abnehmen, um das es bisher ging, zu tun hat, so soll er ausdrücken, wie viele Faktoren das Abnehmen und Zunehmen beeinflussen.

Mir war damals bewusst, dass ich wieder zunehmen musste, und einen gewissen Teil habe ich auch wieder zugenommen. Damit geht es mir mittlerweile auch wesentlich besser als zur Zeit meines Tiefstgewichtes. Aber nun bin ich auch wieder in einer gemäßigten Abnehmphase (wir sind eben keine Maschinen), wobei ich leider feststellen muss, dass es mit zunehmendem Alter immer schwieriger wird, Gewicht zu verlieren. Es ist und bleibt ein ewiger Kampf – vom Übergewicht bis kurz vor die Magersucht und zurück.

Häufig bekomme ich zu hören: »Ich will nicht mehr, und ich kann nicht mehr. Komm Du erst mal in mein Alter.« Menschen ab einem gewissen Alter bin ich bereit zuzustimmen, aber muss ich mich, nur weil ich älter bin, gehen lassen? Wo steht geschrieben, dass ich im Alter gedeckte Farben tragen muss? Was spricht dagegen, dass man flotte und bunte Kleidung trägt? Oder dass man die (für mich persönlich hässliche) graue Haarfarbe färbt? Genau das lässt einen alt erscheinen (meiner Ansicht nach). Wenn ich mich diesen Klischees entgegenstelle und das mache, wonach mir der Sinn steht, dann fühle ich mich persönlich jünger.

Was ich aus meinen Recherchen und der Ernährungsumstellung mitgenommen habe ist: Bewegung, so moderat diese auch sein mag, wie auch eine gesunde, ausgewogene Ernährung sind die Schlüssel dazu, jünger, gesünder und fitter zu sein. Deswegen lautet meine Entscheidung, weiterhin auf eine gesunde, fettarme und ausgewogene Ernährung zu achten. Noch wichtiger, wenn nicht sogar das Wichtigste, ist für mich, sich nie gehen oder hängen zu lassen. Genauso sollte man nicht auf Leute hören, die nur dumme Sprüche von sich geben und überhaupt nicht nachvollziehen können, um was es bei einer Gewichtsabnahme überhaupt geht. Ich gehe meinen Weg, lasse mich von nichts und niemandem beirren. Nur ich bin für mich wichtig und verantwortlich, und das ist auch gut so.

Zwischen Susanne Schmidt und mir ist mittlerweile eine wunderbare Freundschaft entstanden. Wir ergänzen uns in vielen Dingen, und ich unterstütze sie bei »Nie wieder dick« als Coach im Online-Programm, als Admin im »Nie wieder dick«-Forum sowie als Admin in der »Nie wieder dick«-Gruppe bei Facebook.

Ich weiß aus eigener Erfahrung, dass die 30-g-Fett-Methode für Leute mit gesundheitlichen Defiziten ausgezeichnet geeignet ist und somit für mich – und hoffentlich auch für andere – immer ein Wegbegleiter sein wird.

Astrid Huras: Meine Geschichte

Ich, Astrid, 64 Jahre, aus dem Norden, bin schon lange mit der 30-g-Fett-Methode vertraut und Teilnehmerin im Online-Programm Ü-60.

Ich selbst kenne nur wenige Menschen, die mit ihrer Figur wirklich zufrieden sind. Ich war und bin keine von denen. Auch wenn es bei mir nur um einige wenige Kilos geht, kämpfe ich doch stetig darum, diese dauerhaft loszuwerden. Auch ich hatte viele fehlgeschlagene Diäten hinter mir, bis ich durch die Medien, als Susanne Schmidt bei Herrn Jauch eingeladen war, auf die 30-g-Fett-Methode aufmerksam wurde. Dieser Bericht machte mich neugierig, und das Ganze klang auf den ersten Blick unkompliziert. So begann ich, mich über die schon vorhandene Literatur von Susanne Schmidt damit näher zu beschäftigen.

Ich begann mit der Ernährungsumstellung, ohne ein Hungergefühl zu spüren. Die 30-g-Fett-Methode war für mich einfach umzusetzen und ließ sich gut in meinen Alltag integrieren. Man isst sich an Kartoffeln, Obst und Gemüse satt, sollte 2 Liter trinken und nimmt nicht mehr als 30 Gramm Fett am Tag zu sich. Klingt einfach und ist einfach.

Der Erfolg ließ nicht lange auf sich warten, und dadurch stieg auch meine Motivation weiterzumachen. Um noch mehr Erfahrungen zu sammeln, meldete ich mich in dem Online-Programm Ü-60 an.

Ich bin nun schon länger dabei. Durch die sehr gute Hilfe von und die Zusammenarbeit mit Susanne Schmidt ist es nicht schwer, diese Methode noch sicherer und effektiver umzusetzen. Durch die wöchentlichen Berichte und neuen Erfahrungen und unglaublich guten Tipps werde ich immer wieder motiviert, nicht aufzugeben und dranzubleiben, auch wenn es bei der Gewichtsabnahme mal einen Stillstand gibt. Die 30-g-Fett-Methode ist und bleibt für mich die beste Möglichkeit, um abzunehmen.

Susanne Hasler: Meine Geschichte

Liebe Leserin, ich möchte Dir gerne meine Geschichte erzählen. Vielleicht erkennst Du Dich in einigen Passagen sogar wieder. Sie handelt von meinem Weg, der in meiner Jugend begann, als die Grundlagen zu meinem Übergewicht gelegt wurden, aber auch davon, wie ich es geschafft habe, mein Wunschgewicht zu erreichen.

Mein Name ist Susanne, ich bin 60 Jahre alt und in einer Großfamilie aufgewachsen. Meine Mutter und ihre Tante hatten eine kleine Wirtschaft mit »Bed and Breakfast«, wie es heute heißt, und außerdem einen kleinen Kiosk. Für ein Kind wie mich ein Schlaraffenland: Zu jeder Zeit des Tages konnte ich an leckere Süßigkeiten kommen. Was kann es in dem Alter Schöneres geben?

Meine ersten Erinnerungen reichen zurück in die Zeit, als ich fünf oder sechs Jahre alt war. Meine Mutter war Miteigentümerin des Geschäfts und daher von früh bis spät mit Arbeit eingedeckt. Wenn ich Mama bat: »Bitte gib mir doch etwas Schokolade oder ein paar Gummibärchen« (denn das waren meine Favoriten), sagte sie meistens: »Nein, wir essen in einer halben Stunde.« Okay, dachte ich, dann gehe ich eben zur Oma und frage sie. Ganz vorsichtig schlich ich mich an sie heran. »Liebe Oma, gibst Du mir ein klitzekleines Stückchen Schokolade?« Wie erhofft kam dann als Antwort (denn Oma konnte mir nie widerstehen): »Ja, geh und hol Dir, was Du willst.« Leider war ich aber noch recht klein und konnte an viele Leckereien nicht heranreichen. Also wurde noch ein wenig mehr Überredungskunst eingesetzt. Oma wusste ganz genau, dass ich nicht überall herankam, und genoss es, wenn ihre kleine

Enkelin um ihre Gunst warb, damit sie die heiß begehrten Süßigkeiten herausgab.

Je älter und größer ich wurde, umso besser konnte ich auch an höhere Regale alleine heranreichen. Da brauchte ich nur eine Zeit abzupassen, zu der niemand in der Nähe war. Damals hatte jedes Geschäft eine Ladenglocke. Wir auch. Diese klingelte lautstark, wenn ein Kunde eintreten wollte. Das bedeutete, solange die Außentür nicht bewegt wurde, also niemand in den Laden kam, bimmelte die Glocke auch nicht. Die Gelegenheit für mich ... Ach ja, und dann war da noch das Eis. So ein Eis zum Nachtisch, einfach lecker ... hmmm. Himbi und Sandwich, das waren meine Lieblingssorten. Doch Süßigkeiten essen macht durstig. Dagegen gab es in unserem Kiosk Limo und Spezi. Zucker pur, wie ich heute weiß.

Zu den Naschis und Getränken kam dann jeden Tag noch das sehr gute Mittagessen. Wenn ich einmal etwas nicht mochte, bekam ich andere Gerichte, die mir besser schmeckten. Das konnten ein paar Würstchen sein, eine Dosensuppe oder wonach immer mir der Sinn gerade stand. In unserer kleinen Gastwirtschaft wurden unterschiedliche Speisen angeboten. Ich brauchte also nur zu wählen.

Trotz alledem blieb mein Gewicht bis zu meinem fünfzehnten Lebensjahr im Normalbereich. Doch dann explodierte es plötzlich. Warum, weiß ich bis heute nicht genau. Langsam, aber sicher stieg mein Gewicht an. Ich wurde immer pummeliger. Es war die Zeit der Pubertät. Mein Interesse für Discos und das andere Geschlecht erwachte. Meine sogenannten Freundinnen waren schlank und machten sich in Gegenwart der Jungen immer wieder über mich lustig. Ja, ich würde sagen, sie machten mich hinter meinem Rücken schlecht, sodass eine Freundschaft mit einem

Jungen nie über das erste Treffen hinausging. Das führte bei mir dann immer wieder zum Frustessen. Langsam, aber stetig kam ein Kilo nach dem anderen dazu.

Ich verließ die Schule. Gott sei Dank war damals das Gewicht, auch das Übergewicht, nicht ausschlaggebend bei der Suche nach einem Ausbildungsplatz. (Das ist heute leider anders.)

Jahre später, mit knapp 30 Jahren, heiratete ich. Mein Gewicht gefiel mir mittlerweile überhaupt nicht mehr und ich versuchte, mit Trennkost abzunehmen. Und, hurra, das funktionierte richtig gut! 10 Kilo weniger in einem halben Jahr. Einfach super. Aber es war ein Wermutstropfen dabei: Wenn ich weiter nach diesem Prinzip essen wollte, dürfte ich dann niemals mehr zum Braten Nudeln, Kartoffeln oder Reis essen? Nein, das war einfach nichts für mich. Das kann ich nicht für immer durchhalten. Also ging das Gewicht langsam, aber kontinuierlich wieder nach oben. Verschiedene Diäten aus Zeitschriften oder auch von Freundinnen empfohlen brachten nur kurzfristigen Erfolg. Ich weiß nicht mehr, wie viele Diäten ich gemacht und wie oft ich probiert habe abzunehmen. Meine Versuche, das Rauchen nebenbei auch noch aufzugeben, ließen mich noch weiter zunehmen.

Meine Besuche bei Mama führten natürlich auch immer zu dem Thema Gewicht. Jedes Mal versuchte sie es aufs Neue: »Willst Du nicht wenigstens ein kleines bisschen abnehmen?« Ich ging automatisch in Opposition. Das wollte ich selbst bestimmen.

Mit 40 Jahren wog ich dann rund 90 Kilo. Ich hatte aber keine Zeit abzunehmen (das war meine »Entschuldigung«). Auch war das Problem mit meinem Gewicht doch gar nicht so schlimm – dachte ich.

Mein Mann und ich bereiteten uns zu der Zeit gerade darauf vor, nach Norwegen auszuwandern. Das war neu, das war spannend, und dem Essen (beziehungsweise dem, was ich essen sollte oder nicht) schenkte ich nur wenig Aufmerksamkeit. Ich wollte satt werden, und schmecken sollte es auch. Ich hatte einfach keine Zeit für mehr, denn ich war beruflich sehr eingespannt, und meine Tage waren lang. Daher gab es des Öfteren Fertiggerichte. Auf Kalorien oder gar auf Fett zu achten, kam mir nicht in den Sinn.

2009 starb meine Mutter. Auf der Beerdigung musste ich mir von der Familie anhören: »Oh, Du bist ja sehr dick geworden.« Ich empfand das als sehr kränkend. Denn als so gravierend sah ich meine Zunahme nicht an. In einer Zeitschrift habe ich einmal gelesen: ›Das Gehirn speichert das eigene Aussehen. Wenn die Veränderung schleichend vor sich geht, signalisiert es trotzdem: Alles okay so.‹

Einige Zeit später bereitete mir ein Unfall, der einen langwierigen Sehnenschaden am Fuß zur Folge hatte, große Probleme. Monatelang bewegte ich mich nur wenig und verfiel wieder auf das häufige Frustessen. Der Schritt auf die Waage, den ich längere Zeit vermieden hatte, war ein Schock: 110 Kilo. (Wahrscheinlich sogar mehr, aber mein Kopf weigerte sich, die letzte Zahl in der Erinnerung zu speichern.) Ich fasste den Entschluss, dass etwas passieren musste. Doch wie machte man das? Ich hatte ja schon so einige Erfahrung mit verschiedenen Diäten, die, wie ich wusste, keinen dauerhaften Erfolg brachten. Auch die Trennkost konnte ich langfristig nicht durchhalten ... Kolleginnen und Freundinnen, die zu dieser Zeit eine Low-Carb-Diät begonnen hatten und stolz ihre ersten Erfolge vorweisen konnten, erzählten mir, wie es geht. Aber: kein Brot, keine Nudeln, keine Kartoffeln, keinen Reis essen dürfen? Das hatte ich schon einmal versucht. Nein, für mich war das nichts. Und statt Kartoffeln und Co. viel fettes Fleisch essen? Fett essen, egal, ob »gutes« oder »schlechtes« Fett ... Ich weiß nicht recht. Ich habe eine Ausbildung im Gesundheitswesen absolviert und weiß daher, dass diese Art der Ernährung viele Krankheiten nach sich zieht. Also war das auch nicht das Richtige für mich. Nur, was tun?

Also klagte ich einer Freundin aus einem Gartenforum mein Leid. Wir haben uns nie getroffen, aber eine tolle Online-Freundschaft entwickelt. Sie erzählte mir, dass sie das gleiche Problem habe und schon seit Jahren »Low Fat 30« mache. Sie hat mich in die Methode eingeführt und mir viele tolle Rezepte gegeben. Sport gehört natürlich auch hier dazu, meinte ich damals. Aber Sport? Ich? Nein, das ist mir zu anstrengend. Außerdem geht gar nichts mehr, wenn ich von der Arbeit komme. Mir tun die Füße weh, und draußen ist es kalt und glatt und überhaupt (in Norwegen sind die Winter lang). Es ließ mir jedoch keine Ruhe: Drei Tage später kaufte ich mir einen gebrauchten Heimtrainer. Und siehe da, der Sport war gar nicht so schlimm. Ein gutes Buch dabei lesen oder einen Film schauen, und die Zeit geht ruckzuck vorbei. Und im Sommer in der Natur radeln, herrlich. Ich schaffte immer mehr Kilometer, und es bereitete mir sogar richtig Spaß.

Doch was mache ich im Winter? Radeln geht nicht. Und was jetzt? Ich kaufte mir Walkingschuhe und Walkingstöcke. Dann ging es los. Bei sehr schlechtem Wetter oder Glätte schwang ich mich auf den Hometrainer. Ansonsten war Walking angesagt. Die ersten Pfunde purzelten mit Low Fat 30 sehr schnell. Eine super Motivation weiterzumachen. Und es gab fast nichts, was verboten war.

Nach rund zwei Jahren hatte ich 30 Kilo abgenommen, und es machte mir Spaß, mich neu einzukleiden. Das Leben kann so schön sein. Doch irgendwann kommt immer etwas dazwischen, das nicht mehr so erfreulich ist ... Mein Mann erlitt einen komplizierten Armbruch, der zudem noch falsch behandelt wurde. Das bedeutete: zwei Jahre krank. Uns beide nahm das psychisch sehr mit – zumal jetzt auch das Geld knapp wurde. Das schlug sich auch ein wenig auf meine Motivation nieder, und die Waage immer im Auge zu behalten, fiel mir manchmal schwer. Trotzdem habe ich es geschafft, in dieser Zeit mein Gewicht – bis auf kleine Schwankungen – zu halten. Insgesamt 5 Kilo mehr finde ich in solch einer Situation vollkommen in Ordnung. Außerdem hatte ich mir in dieser Zeit auch noch das Rauchen abgewöhnt.

Wie sollte es nun mit meiner Ernährung weitergehen? Mein Gewicht zu halten, funktionierte mittlerweile ganz gut, und damit stieg meine Motivation. Aber Low Fat 30 mit dieser komplizierten Rechnerei – dazu hatte ich keine Lust mehr. Und wieder war das Gartenforum meine Rettung. Eine andere Userin dort war in einem Abnehmforum. Es war das »Nie wieder dick«-Forum von Susanne Schmidt, wo nach der 30-g-Fett-Methode abgenommen wurde. Fett einsparen, das kannte ich, nur ist die Berechnung dabei eine andere. Und die Frau versicherte mir, dass das Rechnen ganz einfach sei. Ich war begeistert! Und schon war ich wieder aktiv dabei.

Zuerst brauchte ich etwas mehr Zeit beim Einkaufen: Einfach, aber doch etwas zeitaufwendiger wurde in der ersten Zeit jede Packung umgedreht, um auf der Rückseite den Fettgehalt des Lebensmittels in der Nährwerttabelle abzulesen. Da ich immer noch in Norwegen wohnte (und wohne), halfen mir die deutschen Fetttabellen wenig, weil es hier andere Produkte gibt. Aber der Zeitaufwand lohnte sich: Es dauerte nicht lange, und ich kannte

»meine« Sorten und deren Fettanteil. Und auch bezüglich der Bewegung fand ich endlich das Richtige für mich: In Norwegen gibt es viele Wälder, und wir hatten uns einen Hund angeschafft, den wir für die Jagd trainieren wollten. Ich hätte nicht gedacht, dass ich mit 50 plus wirklich noch eine Bewegungsform finden würde, die mir Spaß macht.

Die Gemeinschaft im NWD-Forum und den Online-Programmen von »Nie wieder dick« ist ebenso wichtig: Zu lesen, dass Abnehmen für jeden eine Herausforderung ist, motiviert täglich zum Weitermachen. Erfolgreiche Tage und weniger gute Tage werden mit anderen geteilt. Die trösten oder feuern mich an, am Ball zu bleiben. Nicht zu vergessen das Lob, das großzügig gespendet wird.

Alles, was ich esse, aufzuschreiben, das ist meine Kontrolle. Nur so klappt es bei mir. Denn was da »so nebenbei« in den Mund wandert, ist einem selten bewusst. Seit einiger Zeit bin ich jetzt im »Haltebereich«. Doch das bedeutet nicht, dass das Thema für mich damit erledigt wäre, denn mein Gewicht geht auch mal wieder etwas hoch. Aber dann achte ich wieder verstärkt darauf, sodass die Schwankungen klein bleiben. (Der Bereich, in dem ich bleiben möchte, liegt zwischen 68 und 72 Kilo.)

Ich habe 40 Kilo abgenommen. Im Alter von 50 Jahren habe ich damit angefangen. Damals war es mir nicht so wichtig, dass beim Abnehmen auf das Alter Rücksicht genommen wird. Aber heute, mit 60 Jahren, ist mir das schon wichtig. Und das Schöne an der 30-g-Fett-Methode: Sie funktioniert in jedem Alter.

Wer zweifelt und sagt: »Mal sehen, vielleicht fange ich irgendwann damit an«, dem sei gesagt: »Der beste Tag für den Anfang ist immer heute!«

Viel Erfolg beim Pfunde-purzeln-Lassen!

Kirsten Göbbert: Meine Geschichte

Mein Name ist Kirsten. Geboren wurde ich 1964 im wunderschönen Dithmarschen, wo ich noch heute mit meinem Mann und meinem 1998 geborenen Sohn lebe. Von Beruf bin ich Erzieherin und arbeite in einer Kindertagesstätte.

Als Kind war ich schon ein wenig übergewichtig, da es meinen Eltern wichtig war, dass alles gegessen und probiert wurde – ob ich wollte oder nicht. Während der Pubertät wurde es dann immer mehr mit meinem Gewicht, hauptsächlich durch falsche Ernährung und Frustessen. Süßigkeiten standen an erster Stelle. Das waren die Tröster, wenn es mir nicht gut ging.

Mit etwa 14 Jahren bekam ich dann vom Hausarzt Appetitzügler, die aber nicht geholfen haben, sondern eher das Gegenteil bewirkten: Ich hatte mehr Hunger als vorher. Ich nahm immer mehr zu, was mir aber nicht viel ausmachte.

Dann lernte ich meinen heutigen Mann kennen, der essen konnte, was er wollte, und nicht zunahm. Da ich auch das aß, was er zu sich nahm, wurden es immer mehr Kilos. Ich wollte unbedingt abnehmen und so stellte ich meine Ernährung um und habe angefangen, Kalorien zu zählen. Tatsächlich verlor ich damit auch einige Kilos, aber wenn ich keine Kalorien mehr zählte, stellte sich schnell der Jo-Jo-Effekt ein, und ich nahm wieder zu. Das hatte zur Folge, dass ich noch mehr wog als vorher.

Mit Mitte 20 überlegten wir uns, dass wir ein Kind haben wollten. Da es nicht einfach so klappte, ging ich zum

Frauenarzt. Der meinte, ich solle abnehmen, dann werde es schon klappen. Daraufhin ging ich zu WW und begann, nach dem Punktesystem einzukaufen und mich zu ernähren. Mit dieser Methode nahm ich 20 Kilo ab. Da ich mich irgendwann aber nicht mehr konstant daran hielt, wurden es dann wieder einmal mehr Kilos als vorher.

Es folgten wieder einige Jahre des unkontrollierten Essens. Weil es mit der Schwangerschaft nicht klappte, unterzog ich mich einer Hormonbehandlung, wodurch weitere Kilos auf die Waage kamen. Aber dann stellte sich der Erfolg ein, und ich wurde endlich schwanger.

Anfang 1998 wurde unser Wunschkind geboren. Durch das Stillen verlor ich relativ schnell die Schwangerschaftskilos, aber die Waage zeigte immer noch 125 Kilo an.

2005 ging ich wieder zu WW und nahm erneut 25 Kilo ab. Ich fühlte mich besser und hatte Spaß an der Bewegung. Aber der Rückschlag folgte auf dem Fuße, sobald ich mich nicht mehr nach dem Programm ernährte: Ich nahm wieder sehr viel zu. Und bis 2012 stieg das Gewicht immer weiter.

Durch eine Freundin bin ich dann auf das Forum von »Nie wieder dick« aufmerksam geworden. Dort war ich einige Zeit stille Mitleserin. Viele schrieben positiv über die Bücher von Susanne Schmidt. Eins davon bestellte ich mir dann auch. Ich war von Anfang an begeistert und kochte viele Rezepte daraus. Es war einfach, die 30-g-Fett-Methode zu erlernen und danach zu leben.

Ich startete damals mit einem Gewicht von 125 Kilo. Mithilfe der Motivation durch das Forum und die Gleichgesinnten schaffte ich es, in anderthalb Jahren unter 100 Kilo zu kommen. Der Austausch hat mir sehr geholfen, dieses Gewicht über eine lange Zeit zu halten. Dann aber folgten einige Schicksalsschläge und persönliche Probleme, die mich wieder in alte Verhaltensmuster zurückfallen ließen. Ich aß wieder unkontrolliert, zu fett und zu viele Süßigkeiten als Trost.

2016 ging es mir dann gesundheitlich und psychisch so schlecht, dass ich meinen Hausarzt aufsuchte und eine Reha beantragte. Mein Gewicht war mittlerweile wieder auf 120 Kilo geklettert. Ich hatte starke Schmerzen in den Knien und im Rücken. Leider hat mir die Reha nicht so geholfen, wie ich es erwartet hatte. Die paar Kilos, die ich dort verloren hatte, hatte ich innerhalb weniger Wochen wieder drauf.

So vergingen wieder einige Jahre, in denen mein Gewicht weiter stieg. Dann kam das entscheidende Jahr 2019: Zwei Freundinnen fragten mich erneut, ob ich mit ihnen zu den WeightWatchers wollte. Ich habe abgelehnt, da es mal wieder ein neues Programm zum Punktezählen gab und es mir zu teuer wurde. So fasste ich für mich den Entschluss, das mit dem Abnehmen allein zu schaffen.

Ich erzählte niemandem etwas von meinem Vorsatz und holte wieder die Bücher von Susanne Schmidt heraus. Im Januar 2019 startete ich mit einem Gewicht von 120,5 Kilo. Ich meldete mich in der »Nie wieder dick«-Facebook-Gruppe an und las von den Erfolgen der anderen. Das motivierte mich immer wieder, wenn ich mal schlecht drauf war oder wenn das Gewicht nicht weiter runterging und ich einen Stillstand hatte.

Im ersten Monat der Abnahme hatte ich bereits 5,4 Kilo verloren. Im Juni sprach mich dann eine Freundin an, ob ich abgenommen hätte. Stolz erzählte ich ihr, dass ich durch die 30-g-Fett-Methode 14 Kilo abgenommen hatte. Sie war sehr erstaunt, dass ich das ganz allein geschafft hatte.

Im September 2019 bin ich dann unter die 100-Kilo-Marke gekommen. Bis Anfang 2020 nahm ich 26,5 Kilo ab. Von Januar bis Juli wurde es allerdings schwieriger mit der Abnahme. Ich musste einige Phasen des Stillstands durchhalten, bemerkte jedoch, dass sich mein Körper weiterhin veränderte. Anfang August ging es dann endlich weiter mit der Abnahme. Im Dezember 2020 brachte ich dann 34 Kilo weniger auf die Waage. Seitdem halte ich mein Gewicht, wobei es ab und an etwas schwankt. Dies stört mich aber nicht sehr, da ich weiß, dass es normal ist.

Was am Anfang für mich ein Problem war, war das ausreichende Trinken. Ich stellte mir täglich vier Wasserflaschen mit 0,5 Liter Inhalt bereit und versuchte, sie auch an einem Tag auszutrinken. Das klappte ganz gut, sodass ich mittlerweile mindestens 2,5 Liter Wasser am Tag trinke.

Ja, was habe ich von der Methode mitgenommen? Es ist gar nicht so schwer, sich nach der 30-g-Fett-Methode zu ernähren. Ich konnte und kann alles essen, was mir schmeckt, und es sehr gut in meinen Alltag einbauen. Da ich jeden Tag frisch koche, kann meine Familie alles mitessen, und ich muss für sie nicht extra kochen. Mein Gewicht zu halten, fällt mir dadurch gar nicht so schwer. Natürlich gibt es bei mir Tage, an denen ich aus Frust, Ärger und so weiter alles in mich hineinstopfe. Aber mittlerweile wird mir dann übel, und ich weiß, dass ich aufhören muss. Sollte es doch einmal weniger gute Tage geben, sehe ich einfach darüber hinweg und starte wieder neu. Ein wichtiger Punkt war: Ich musste wieder lernen, auf mein Sättigungsgefühl zu achten. Ich habe damit begonnen, alles gründlich zu kauen und langsam zu essen.

Ich lebe weiter nach dieser Methode, weil sie für mich am besten geeignet ist. Als Tipp von mir: An einem Tag in der Woche lege ich den Chaostag ein. Das heißt, dass ich alles esse, wonach mir gerade ist, damit der Heißhunger an den anderen Tagen nicht so groß wird. Sollte ich doch einmal Appetit auf Schokolade haben, dann nehme ich mir ein kleines Stück und lasse es langsam im Mund zergehen. Damit ist der Janker erst einmal weg. Manchmal reicht es auch, nur etwas zu trinken.

Mein schönstes Erlebnis nach der Abnahme: Als ich in einem Bekleidungsgeschäft wie gewohnt ein großes Oberteil genommen hatte, meinte die Verkäuferin, dass es viel zu weit sei und ich es doch besser eine Nummer kleiner nehmen solle. Da ich jetzt nicht mehr in die Abteilung mit den großen Größen gehen muss, macht mir Shoppen heute viel mehr Spaß.

Mein Fazit: Auch wenn es mal nicht so klappen sollte mit der Abnahme, immer dabeibleiben. Denn man braucht eben Zeit, um sein Ziel zu erreichen.

OPTISCH SCHLANKER WIRKEN

Die Hüften sind zu rund, der Po und die Oberschenkel mittlerweile auch ein Problem. Vielleicht ist auch der Busen zu groß und der Bauch inklusive der Magenregion nicht mehr zu übersehen ... Die Wechseljahre lassen grüßen. Während dieser Zeit verändert sich der Körper in vielerlei Hinsicht, und auch die Silhouette wird eine andere: Vor allem die Taille schwindet, und es sammeln sich Pölsterchen in Regionen an, wo früher keine waren. In diesem Kapitel möchte ich Dir einige Tipps geben, wie Du ein paar Pfündchen durch geschickt gewählte Kleidung »optisch wegschummeln« kannst. Das lässt sich, je nach Figurentyp, auf verschiedene Weise erreichen. Vorstellen werde ich hier die beiden Formen, die bei Ü-60igern altersbedingt am häufigsten vorkommen.

Der Birnentyp
trägt die Pfunde überwiegend auf den Hüften, am Po und den Oberschenkeln. Der Oberkörper ist schmaler.

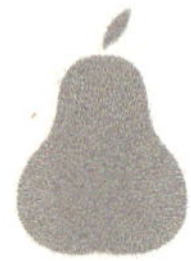

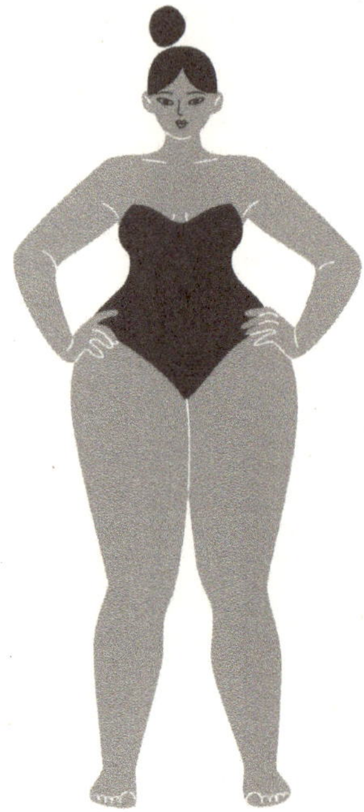

Vorteilhafte Kleidung:

- Blusen, Jacken und Pullover in allen Farben, die bis auf die Oberschenkel reichen (Länge: 70 bis 80 cm).
- Für große Frauen (über 1,70 m): Jacken und Mäntel, die bis zu den Waden reichen.
- Jacken und Kleider in A-Linie (also vom Schnitt her bis zur Taille hin schmaler und über die Hüften dann etwas weiter verlaufend).
- Schmale Gürtel, die unter Jacken getragen werden. (Diese können zusätzlich eine schmalere Mitte andeuten.)
- Hosen mit hoher Taille und geraden, weit geschnittenen Beinen (Marlenehosen, Hosen mit Bootcut-Schnitt oder im Palazzo-Stil, Culottes und Hosen mit umgeschlagenem Saum; bei Jeans: Modelle mit Boyfriend-Schnitt).
- Für Lipödempatientinnen, die besonders kräftige Oberschenkel haben, lassen sich mittlerweile im Internet auch geeignete Modelle finden. Einige Firmen haben sich auf diese Problemzonen spezialisiert.
- Hosen in Schwarz, Dunkelblau oder einer anderen dunklen Farbe.
- Leicht figurumspielende Kleider. (Auch zu empfehlen: Modelle mit Raffung im vorderen Bereich.)

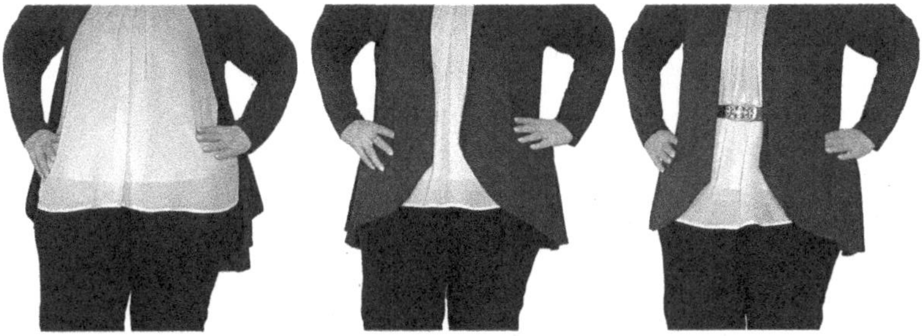

Unvorteilhafte Kleidung:

- Blusen oder Pullover, die in die Hose gesteckt werden, denn sie betonen den Bauch umso mehr.
- Oberteile jeglicher Art, die an der Taille enden oder an der breitesten Stelle der Hüften.
- Kurzärmelige Blusen, T-Shirts oder Tops. (Es sei denn, es werden Jacken mit halblangen oder langen Ärmeln darüber getragen.)
- Für kleine, stärker übergewichtige Frauen: Gehröcke. (Das lässt sie noch kleiner und dicker wirken.)
- Helle Hosen in knalligen Farben, aus glänzenden Stoffen und mit bunten großen Mustern.
- Hüfthosen, Leggins in jeder Farbe, Capri-Hosen (bei kräftigen Waden).
- Loops, denn sie lassen das Gesicht breiter und den Hals kürzer wirken.
- Wallekleidung und -kleider, denn sie machen nicht schlank, sondern noch dicker.
- Kleidung, die ein oder zwei Nummern zu klein ist, auch wenn man sich noch irgendwie reinquetschen kann. (»Mir passen die Sachen immer noch« ist Selbstbetrug.)
- Miniröcke oder Minikleider.

Der Apfeltyp

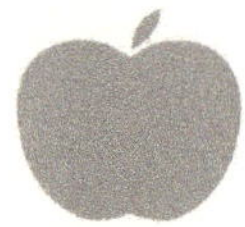

ist die häufigste Körperform nach den Wechseljahren, da andere Figurtypen meist zum Apfeltyp werden. Diesen erkennt man an einem schlanken Po, schlanken Beinen und Armen. Auch die Hüften sind relativ schmal, aber der Bauch und die Oberweite haben gefühlt das gesamte Übergewicht gespeichert. Eine Taille sucht man vergeblich ...

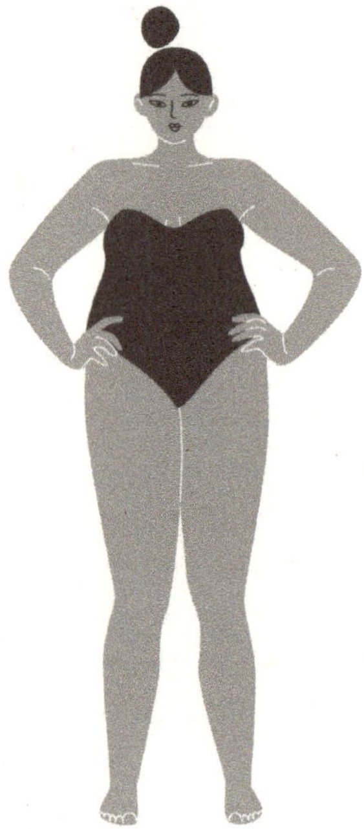

Vorteilhafte Kleidung:

- **Oberteile, die bis zur Leistenbeuge reichen, beziehungsweise Shirts und Blusen, die locker über den Hosenbund fallen.**
- **Blusen, Tuniken und Jacken mit V-Ausschnitt (und ohne zusätzliche Details oder aufgesetzte Taschen).**
- **Oberteile jeder Art, die uni sind, dunkel und/oder Längsstreifen haben.**
- **Mäntel, Capes und Strickjacken in A-Linie.**
- **Jacken im Wasserfall-Stil und/oder mit asymmetrischem Abschluss.**
- **Blazer mit langem Revers und einreihige Jacken.**
- **Kleider, die locker fallen und etwas ausgestellt sind (A-Linie); am besten kniebedeckend.**
- **Kleider in Wickeloptik oder mit einer Taillenpasse unterhalb der Brust.**
- **Kleider in Kombination mit einer offenen längeren Jacke (hüftlang oder bis zur Mitte der Oberschenkel reichend).**
- **Hochwertige, gut passende Unterwäsche**

- **Hosen mit geradem oder Bootcut-Schnitt. (Weiße Hosen inklusive und diese dann auch möglichst mit hohem Bund.)**
- **Die Kombination von dunklem Oberteil und dunkler Hose (Ton in Ton) mit einer helleren Jacke.**

Unvorteilhafte Kleidung:
- Gürtel und Lagenlook sowie aufgesetzten Taschen.
- Kleidung aus glänzenden Stoffen und Oberteile in grellen Farben.
- Kurze Blusen, Shirts, Tops und Jacken.
- Enge dunkle Hosen und Leggins.

Ein weiterer Tipp für jede Frau: die Typberatung
Bei einer Typberatung wird mit Tüchern aller Farben festgestellt, ob Du ein Frühlings-, Sommer-, Herbst- oder Wintertyp bist. Damit findest Du heraus, welche Farben Deinem Typ schmeicheln und Dich jünger aussehen lassen (oder älter). Das gilt aber nicht nur für die Farben Deiner Kleidung, sondern auch, welche Farben Dir in Bezug auf Haut, Augen, Haare, Nägel schmeicheln. Sehr zu empfehlen!

Wo finde ich eine Typberatung?

Am besten im Internet nach Stil- oder Typberatung suchen. Ich persönlich kann diese Investition aus eigener Erfahrung nur empfehlen. Einer Onlineberatung stehe ich jedoch etwas skeptisch gegenüber. Anbieter können unter anderem sein: Modehäuser, Friseur, Kosmetikstudios usw.

Vom Dickmacher zum Schlankmacher

Es gibt viele Faktoren, die beim Abnehmen eine Rolle spielen, aber nicht nur mit der Ernährung zu tun haben. Die wichtigsten:

- Zu wenig Schlaf macht dick. Denn während wir schlafen, finden Prozesse im Körper statt, die wichtig für eine Abnahme sind. Achte daher auf ausreichend Schlaf. (Empfohlen werden 7 bis 9 Stunden.)
- Stress macht dick. In Stresssituationen wird das Hormon Cortisol ausgeschüttet, das den Blutzucker steigen lässt und Heißhunger auslöst. Entspannung hilft beim Abnehmen.
- Langeweile und Heißhunger sind gefährliche Situationen. Suche in solchen Lagen nach Ablenkung (alles, was Spaß macht, fällt in diese Kategorie) und trinke sofort schluckweise 200 bis 500 Milliliter – am besten Wasser oder auch ein zucker-, salz- oder koffeinarmes beziehungsweise koffeinfreies Getränk.
- Einkaufen mit leerem Magen macht dick und das Portemonnaie dünn. Iss vor dem Einkauf etwas und lasse die Regale mit Süßigkeiten konsequent links liegen.
- Zu schnelles Abnehmen macht dick. Wer in kürzester Zeit viel abnehmen will, wird wahrscheinlich schnell in alte Muster zurückfallen. Abnehmen ist ein langsamer Prozess – mit Stillstand, Zunahme, Abnahme und Essattacken. Eine Abnahme von 200 bis 500 Gramm in der Woche ist der Durchschnitt bei Ü-60ern.
- Alkohol macht dick. Da nach dem Alkoholkonsum viele Stunden lang keine Fettverbrennung mehr stattfindet,

solltest Du darauf besser verzichten oder alkoholfreie Varianten wählen.

Durch kleine Veränderungen in der täglichen Ernährung können Dickmacher zu Schlankmachern werden. Ein paar Tipps:

- **Kaffee oder Espresso statt mit Sahne mit Milch und Erythrit genießen.**
- **Zu Fruchteis statt zu Sahneeis greifen und ohne Sahne.**
- **Eis im Becher anstatt in der Waffel wählen und es ohne Sahne genießen.**
- **Keine Vorräte von Süßigkeiten und Knabbereien anlegen.**
- **Lebensmittel mit Geschmacksverstärkern meiden.**
- **Rohrzucker statt Zucker oder Fruchtzucker verwenden.**
- **Fleisch in nur 1 TL Öl anbraten.**
- **Salatdressing mit nur 1 TL Öl zubereiten statt mit mehreren EL Öl.**
- **Salatdressing mit Naturjoghurt (0,1 % Fett) zubereiten.**
- **Salz- und zuckerarm essen, da beides Wasser im Körper speichert.**
- **Schokoladenpudding durch einen Schokokuss ersetzen.**
- **Schon beim Einkaufen auf den Fettgehalt der Lebensmittel achten.**
- **Süßstoff durch Xylit oder Erythrit ersetzen.**

»Gute« Süßigkeiten

Auf Süßes muss bei der 30-g-Fett-Methode nicht verzichtet werden. Mit Blick auf die Fettpunkte lassen sich auch beim Einkauf »gute« Süßigkeiten finden. (**ACHTUNG:** Zucker!)

Produkt	Fettpunkte
1 Müsliriegel (zuckerfrei, 25 g)	1,0–2,5
1 Schokokuss	2,8
10 g harte Lakritze	0,1
1 Kirschlutscher	0,1
20 g Marshmallows	0,0
40 g Reiswaffeln (mit Frucht-, Karamell- oder herzhaftem Geschmack)	1,2
100 g Reiswaffeln (ohne Zucker)	1,0–2,7

Geeignete Snacks lassen sich aber auch schnell in der heimischen Küche zubereiten. Ein paar Blitzrezepte:

- **Amaranth-Schokolade (7 Fettpunkte)**
  20 Gramm Kuvertüre in der Mikrowelle schmelzen, 10 Gramm gepufften Amaranth unterheben, bis er von der Schokolade bedeckt ist.

- **Sorbet-Eis (0 Fettpunkte)**
  250 Gramm Obst nach Wahl pürieren, 500 Milliliter Wasser und 20 Gramm Zucker oder Erythrit zugeben, alles vermischen und für mindestens 1 Stunde einfrieren.

- **Joghurt-Eis (0,2 Fettpunkte)**
  200 Gramm frisches Obst nach Wahl schälen, entkernen und pürieren, mit 10 Gramm Honig sowie 20 Gramm Zucker oder Erythrit vermischen, dann 200 Gramm Joghurt (0,1 % Fett) unterrühren und mindestens 1 Stunde einfrieren.

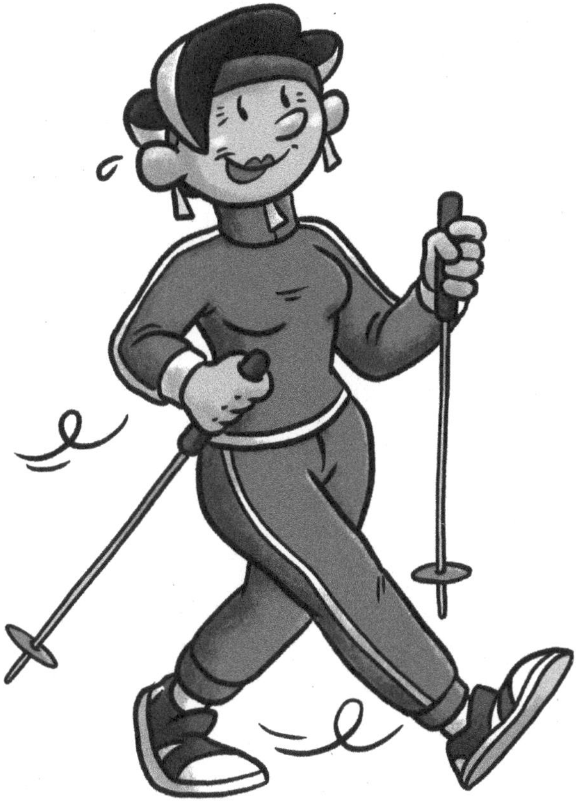

SPORT UND ENERGIE

Bewegung für zu Hause und im Alltag

Die einen lieben ihn, die anderen hassen ihn: **Sport**, auch Bewegung, Leibesertüchtigung, Fitness oder Workout genannt. Einige werden mit Freude an den Sportunterricht in der Schule zurückdenken, andere mit Grauen. Doch das ist lange her. Wir können diese Erinnerungen nun endgültig aus dem Gedächtnis löschen und Platz machen für eine neue Sichtweise. Denn wir müssen keinem Lehrer mehr folgen. Wir entscheiden ganz allein über das Was, Wie und Wann und erstellen unseren ganz persönlichen Bewegungsplan.

Dabei geht es nicht um stundenlange Sporteinheiten, vielmehr reichen **bereits 10 Minuten am Tag** aus (Steigerung erwünscht). Und das immer nur mit einer Intensität, die es Dir erlaubt, während der Bewegungseinheit noch zu reden. Geht Dir die Puste aus, dann schalte einen Gang zurück. Denn nur solange der Körper genug Sauerstoff bekommt, läuft der Stoffwechsel auf Fettverbrennung. Was genau dahintersteckt, das werde ich Dir hier ein wenig näherbringen.

Du wirst Dich wundern, welche Kleinigkeiten sich hinter dem großen Wort »Sport« verstecken. Und bald feststellen, dass dieses vermeintlich unbequeme Schreckgespenst oft nur ein kleiner Wichtel ist, der an Deinem Leben ein wenig teilhaben möchte und Dir ein guter, hilfreicher Freund werden kann ...

Ein Hinweis vorab: Neueinsteiger in puncto sportliche Aktivitäten sollten vorher ihren behandelnden Arzt fragen. Im höheren Lebensalter, vor allem bei vorhandenen

Erkrankungen, ist die eigene Einschätzung nicht immer ausreichend.

Kein Abnehmen ohne Sport? Stimmt das? Landläufig heißt es, dass ohne Bewegung keine Abnahme möglich ist, aber die These stimmt so nicht: Was beim Abnehmen an erster Stelle steht, ist, so die Deutsche Adipositas-Gesellschaft, ein **Energiedefizit**. Dieses Defizit sollte 500 Kalorien pro Tag betragen. Sport hingegen hat nicht den gleichen Effekt wie eine Kalorienreduktion. Außer man betreibt ihn extrem intensiv.

Im *Deutschen Ärzteblatt* (6/2018) steht, um das empfohlene Energiedefizit zu erreichen, würden auf die Woche hochgerechnet 9 bis 12 Stunden Walken, 14 bis 19 Stunden Pilates oder 8 bis 11 Stunden Fitnessstudio mit Gymnastik und Krafttraining auf jeden Abnehmwilligen zukommen. Wenn jedoch weniger als 200 Minuten pro Woche trainiert wird, so die Experten, könne kein Effekt auf das Gewicht erwartet werden, wie ihn das erwähnte Energiedefizit hätte.

Eine andere Tatsache, auf welche die Fachzeitschrift ebenfalls hinweist: **Durch Sport und Bewegung wird der Stoffwechsel (wieder) in Schwung gebracht. Und das unterstützt das Abnehmen.**

Fazit: Abnehmen ohne Sport ist möglich. Das bedeutet aber keineswegs, dass Du Dich jetzt getrost auf die Couch legen sollst, weil körperliche Aktivität »nicht *so* wichtig ist«.

Für die Abnahme mag Sport nur bedingt nötig sein, für die Gesundheit jedoch umso mehr. Neben der richtigen Ernährung und ausreichender Flüssigkeitszufuhr ist Bewegung, ganz nach Deinen Möglichkeiten, sehr zu empfehlen.

Die gesundheitlichen Aspekte von Sport:

- **Aktiverer Stoffwechsel**
- **Bessere Blutfettwerte**
- **Bessere Durchblutung des Körpers**
- **Reduktion der Thromboseneigung**
- **Erhöhte Stressresistenz und mehr Stressabbau**
- **Zunehmende Schonung des Herzmuskels**
- **Normalisierung des Blutdrucks**
- **Positive Wirkung auf bestehende Osteoporose und Diabetes**
- **Vorbeugung von Rücken- und Gelenkbeschwerden**
- **Schutz der Herz-Kreislauf-Funktion**
- **Stärkung der Immunabwehr**

Empfohlen wird, **2- bis 4-mal pro Woche 30 Minuten Bewegung** einzuplanen. Das müssen aber keine festen Sporteinheiten sein: Es gibt viele Möglichkeiten, mehr Bewegung in seinen Alltag zu bringen: die Treppe statt des Fahrstuhls nehmen, aus Bus oder Bahn eine Station früher aussteigen, Erledigungen nicht mit einem Gang abdecken, sondern den Weg mehrmals laufen ... Und zum Briefkasten um die Ecke ist auch kein Fahrzeug nötig.

Um die eigene Motivation zu steigern, ist ein Fitnesstracker (auch »Schrittzähler« genannt) sehr zu empfehlen. Ich trage ihn den ganzen Tag, denn jeder Schritt zählt – ob bei einer Sporteinheit, bei der Gartenarbeit, beim Einkaufen oder beim Putzen. Empfohlen werden 7500 bis 8000 Schritte am Tag. Aber mehr geht immer ... Denn: **Jeder Gang macht schlank.**

Welche Sportarten sind zu empfehlen?

Es gibt viele Sportarten, die aus gesundheitlicher Sicht zu empfehlen sind und aus denen Du ganz nach Deinen eigenen Vorlieben und Möglichkeiten auswählen kannst. Dabei gilt aber immer: Wenn Du Dir unsicher bist, ob eine

Sportart für Dich geeignet ist, oder wenn Du gesundheitliche Einschränkungen hast, dann frage bitte vorher Deinen Arzt.

Aquafitness: Geeignet, um die Beweglichkeit zu erhalten, gelenkschonend, stärkt die Muskulatur, trainiert Herz und Kreislauf. Da man im Wasser nur ein Zehntel seines eigentlichen Körpergewichtes wiegt, fallen alle Übungen leichter (das gilt auch für das Schwimmen).

Hockergymnastik: Geeignet für Personen mit Bewegungseinschränkungen. Die Übungen werden auf einem Hocker sitzend durchgeführt. Es können auch Thera-Bänder, Kurzhanteln, Tennisbälle oder Gymnastikstäbe benutzt werden. Der Körper ist von Kopf bis Fuß in Bewegung, was die Muskulatur von Wirbelsäule, Schultern und Nacken kräftigt. Auch wirkt sich das positiv auf die Muskulatur von Bauch, Beinen und Po aus.

Minitrampolin: Gelenkschonend, trainiert den ganzen Körper, fördert die Durchblutung und das Gleichgewicht, stärkt die Knochen und Gelenke, entlastet die Wirbelsäule, hat einen positiven Einfluss auf die Lunge und stärkt das Herz-Kreislauf-System. Wir empfehlen, auf dem Trampolin zu laufen oder zu wippen.

Nordic Walking: Ausdauertraining. Das schnelle Gehen mit zwei Stöcken ist ein Ganzkörpertraining, gelenkschonend, fördert das Gleichgewicht, ist gut bei Knie- und Rückenproblemen und stärkt das Herz-Kreislauf-System.

Radfahren: Ausdauertraining. Es kräftigt die Beinmuskulatur, ist gelenkschonend (insbesondere für die Knie) und fördert das Gleichgewicht.

Schwimmen: Ausdauertraining. Es ist gelenkschonend, baut die Muskulatur in Beinen, Armen, Schultern und Bauch auf, stärkt das Herz-Kreislauf-System und verbrennt viele Kalorien.

Tanzen: Ausdauerfördernd. Es ist gut für die Koordination, erhält die Beweglichkeit, stärkt das Herz-Kreislauf-System und ist gut für die geistige Fitness.

Walking/Wandern: Ausdauertraining. Dieses schnelle Gehen (ohne Stöcke) trainiert gegenüber dem Nordic Walking nur die untere Körperregion. Es stärkt das Herz-Kreislauf-System.

Yoga im Sitzen: Verbessert die Atmung, da der Brustraum geweitet wird, fördert Beweglichkeit und Gleichgewicht, stärkt die Lungenfunktion, steigert die Konzentrationsfähigkeit und wirkt allgemein positiv auf Geist und Seele.

Zur Inspiration: Bist Du erst am Anfang, Dich mit Sport und Bewegung anzufreunden, oder suchst Du gerade nach etwas Neuem für Deinen Bewegungsplan? Hier findest Du ein paar Vorschläge. Vielleicht ist etwas dabei, das in Deinen Alltag und zu Dir passt.

- **Bauchtraining (auch »Crunches« oder »Sit-ups« genannt)**
- **Hometrainer (Ergometer) oder Minihometrainer (nur die Pedale)**
- **Minitrampolin (Wippen oder Laufen)**
- **Rudergerät**
- **Fitnessvideos auf YouTube (zum Beispiel »Fit mit Anna« oder »Gabi Fastner Home Fit«)**
- **Yoga auf dem Stuhl oder Stuhlgymnastik (mit Anleitung durch YouTube)**
- **Gartenarbeit, Hausputz, einkaufen …**

- Walken, Wandern, Spazierengehen (30 Minuten plus)
- Nordic Walking
- Radfahren (auch mit dem E-Bike)
- Tanzen (Volkstanz, Line Dance, Zumba Gold ...)
- Minigolf, Golf
- Aquafitness, Schwimmen

Powernapping

Von vielen unterschätzt, jedoch ein wichtiger Faktor, um gesund zu bleiben und erfolgreich abzunehmen, ist ausreichend Schlaf. Was unter »ausreichend« zu verstehen ist, hängt zu einem großen Teil vom Alter ab. Kleinkinder sollten circa 10 bis 13 Stunden, ältere Menschen über 60 durchschnittlich 6 bis 8 Stunden schlafen. Dabei Frauen etwas länger (30 Minuten) als Männer.

Doch die Vermutung, je mehr Schlaf, desto besser, ist nicht richtig: Dauerhaft mehr als 10 Stunden Schlaf pro Nacht kann auch für Herz-Kreislauf- und weitere Erkrankungen mitverantwortlich sein.

Viele Menschen haben ein Leistungstief zwischen 12 und 14 Uhr. (Das hängt vom persönlichen Biorhythmus ab und kann auch zu anderen Tageszeiten auftreten.) Dann kommt ein Nickerchen gerade recht. Wurde dies früher oft als »Arbeitsunlust« belächelt und nur den älteren Menschen zugestanden, so hat sich dieses »Päuschen zwischendurch« als wahrer Jung- und Gesundbrunnen erwiesen. Daher sollte jeder, wenn es umsetzbar ist, diese kleine Auszeit in seinen Tagesplan integrieren.

Das Wichtigste über Powernapping

Die ideale Dauer: Um dem Körper diesen Energiekick auch wirklich zu geben, ist einiges zu beachten: Ein Wegnicken für 4 Minuten kann schon hilfreich sein. Empfohlen werden Powernaps von **10 bis 20 Minuten**, maximal bis 30 Minuten, denn danach tritt die Tiefschlafphase ein. Das kann zur Folge haben, dass man nicht fit, sondern ausgelaugt, müde und unkonzentriert aufwacht.

Was macht diesen Kurzschlaf so wertvoll? In Studien wurde festgestellt, dass sich Powernapping positiv auf das Kurzzeitgedächtnis und die Denkfähigkeit auswirkt. Außerdem steigert es die körperliche Leistungsfähigkeit, führt zu guter Laune und beugt Erschöpfungszuständen vor. Ein nicht zu verachtender Effekt ist außerdem: Stress wird abgebaut. Das wirkt sich nicht nur allgemein positiv auf Körper und Geist aus, sondern ist auch beim Abnehmen nicht zu unterschätzen. Denn weniger Stress bedeutet auch weniger Cortisol im Blut und damit weniger Heißhunger, der uns schnell zu fetten oder süßen Snacks greifen lässt, die wir in Stresssituationen als »unbedingt nötige Nervennahrung« ansehen.

Wie oft am Tag und wann kann ich mir diesen Energiekick gönnen? Empfohlen wird ein Powernap am Tag. Wer unter Schlafstörungen leidet, sollte nach 15 Uhr besser darauf verzichten.

Ist das Schläfchen zwischendurch überall möglich? Ja, Powernapping ist überall möglich. Es funktioniert am besten in einer ruhigen Umgebung und in einer bequemen Haltung. Aber auch wenn Du unterwegs bist, kannst Du versuchen, es Dir gemütlich zu machen. **Im Auto:** Stelle den Sitz nach hinten. **Im Büro:** Leg die Arme auf den Tisch vor Dir und bette Deinen Kopf darauf. **Zu Hause:** Leg einfach die Füße hoch, lehn Dich vielleicht zurück. Schließe dabei die Augen, atme tief, ruhig und langsam. Entspanne Dich. Egal, welche Haltung Du einnimmst, wichtig ist vor allem, dass Dein Kopf gestützt wird.

Der Jo-Jo-Effekt

Viel zitiert und auch oft (aus eigener Erfahrung) gefürchtet ist der Jo-Jo-Effekt. Aber was genau hat es eigentlich damit auf sich? Warum entsteht er? Ein Kapitel über Energieverbrauch und Energiezufuhr ist genau der richtige Ort, um dem einmal auf den Grund zu gehen.

Wird während einer Diät über längere Zeit zu wenig Nahrung zugeführt, da der Abnehmwillige glaubt auf diese Weise schnell und viel abnehmen zu können, fährt der Stoffwechsel seine Aktivität langsam herunter. Das bedeutet, der Körper verbrennt immer weniger Kalorien, was zur Folge hat, dass der Organismus mit immer weniger Nahrung auskommen kann, ohne an Gewicht zu verlieren. Ein Erbe der Evolution, um Hungerperioden zu überstehen. Nach anfänglichen Abnehmerfolgen (überwiegend Wasserverlust), die je nach Startgewicht und Essverhalten 4 kg und mehr in den ersten zwei Wochen der Diät erreichen können, geht das Gewicht, trotz geringer Kalorienaufnahme, kaum weiter nach unten.

Der Grund: Der Stoffwechsel hat seine Funktion mangels Nahrung heruntergefahren. Ist die Diät beendet, und die Kalorienaufnahme wird nur ein wenig erhöht, steigt das Gewicht erneut an, weil der Stoffwechsel weiterhin auf Sparflamme läuft. Denn bis die Fettverbrennung wieder wie vor der Diät arbeitet, dauert es einige Zeit. Diese unerwartete Zunahme wird als »Jo-Jo Effekt« bezeichnet.

Vermieden werden kann diese Entwicklung, indem eine bestimmte Menge an Kalorien verzehrt wird, die abhängig von der Größe, dem Alter und dem Gewicht des Abnehmwilligen ist. Die Bezeichnung dafür ist:

Der Grundumsatz
Der Grundumsatz (Mindestkalorienaufnahme zur Gesunderhaltung des Körpers) sinkt im Alter von Jahr zu Jahr. Werden weiterhin so viele Kalorien verzehrt wie in jungen Jahren, steigt das Gewicht kontinuierlich an. Bewegung und eine gesunde Ernährung können die weitere Zunahme reduzieren oder sogar verhindern.

Das solltest Du dabei beachten:

- **Gesund und fettarm ernähren**
- **Wenig Fertigprodukte und Zuckerhaltiges**
- **Ausreichend trinken**
- **Bewegung im Rahmen der eigenen Möglichkeiten**
- **Ausreichend Schlaf**

Eine gesunde Ernährung besteht aus: Gemüse und Salat, Obst (mit Augenmaß zu genießen), hochwertigen Kohlenhydraten (Vollkornprodukten), Proteinen (Eiweiß) und gesunden pflanzlichen Fetten (Öl, Nüsse).

Realistisch sein: Erfolge beim Abnehmen wie in jüngeren Jahren lassen sich wahrscheinlich nicht mehr erreichen. Erwartet werden können 200 bis 500 Gramm Abnahme in der Woche. Mehr ist möglich.

Noch ein Hinweis: Wer nicht nur Fettpunkte zählen möchte, sondern eine Zeit lang die Abnahme unter dem Aspekt »**Essen nach meinem persönlichen Grundumsatz**« ausprobieren möchte, sollte die **Harris-Benedict-Formel für Frauen** heranziehen. Damit lässt sich ermitteln, wie oben schon erwähnt, welche Kalorienmenge der Körper pro Tag mindestens braucht, damit er gesund bleibt. (Diese Zahl ist nicht zu verwechseln mit dem Tages- oder dem Energieumsatz.)

Im Netz finden sich unzählige Rechner, anhand derer der persönliche Grundumsatz ermittelt werden kann. Diese variieren jedoch sehr stark, weshalb es sich anbietet, die Harris-Benedict-Formel zu benutzen. So berechnest Du *Deinen persönlichen* Grundumsatz und nicht nur einen groben Durchschnittswert. Die Berechnung erfolgt in zwei Schritten:

- 655,1 + (9,6 × Körpergewicht in kg) + (1,8 × Körpergröße in cm) – (4,7 × Alter in Jahren)
- Multipliziere dann das Ergebnis mit 0,95, dem sogenannten PAL-Wert. (PAL steht für »Physical Activity Level« und bezeichnet das körperliche Aktivitätsniveau.)

Das Ergebnis sind die Kalorien, die Du zur Verfügung hast, um abzunehmen. Weniger sollten die Ausnahme sein.

Diesen Wert zu wissen, kann auch sehr hilfreich sein, wenn man sich die Frage stellt: Warum nehme ich nicht ab? Denn neben den bereits erwähnten Gründen etwa für einen Stillstand beim Abnehmen kann es auch daran liegen, dass zwar fleißig Fettpunkte gezählt werden, aber die Kalorienaufnahme insgesamt viel zu hoch ist. (So hat 1 Kilo Nudeln zwar nur 12 Fettpunkte, aber dafür 3600 Kalorien ... Wie gesagt: Mit Augenmaß genießen ist immer der beste Weg.)

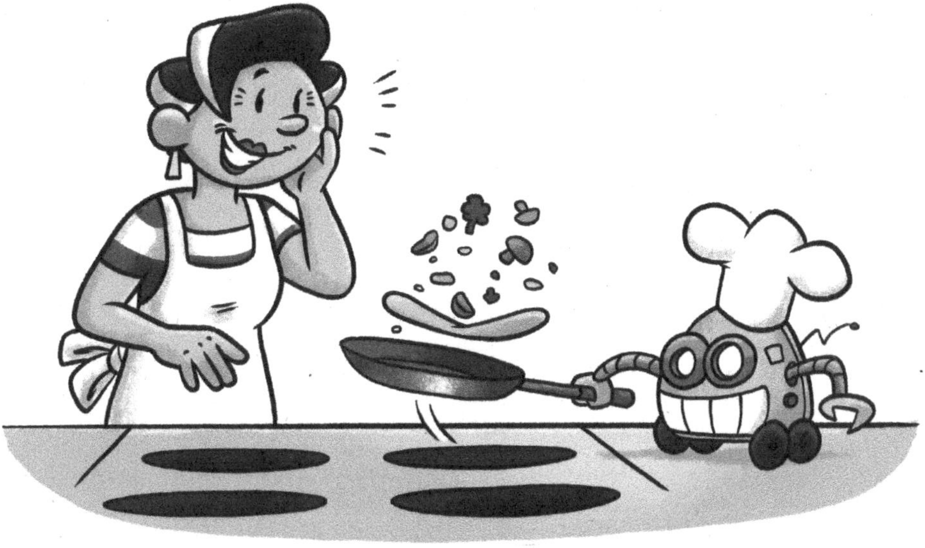

Praktisches und Wissenswertes

Von Risiken und Nebenwirkungen

Nahrungsergänzungsmittel, Tabletten, Shakes: Zum Abnehmen werden viele Hilfs-, wenn nicht gar »Wundermittel« angeboten. Was von ihnen zu halten ist und worauf dabei geachtet werden sollte, wird in diesem Kapitel erläutert.

Nahrungsergänzungsmittel

Nahrungsergänzungsmittel zählen zu den Lebensmitteln und sind in Apotheken sowie auch in Drogerie- und Supermärkten erhältlich. Sie sollen eine zusätzliche Versorgung des Körpers mit Vitaminen und Mineralstoffen in Form von Kapseln, Brausetabletten oder Tabletten darstellen. Fachleute vertreten überwiegend die Meinung, dass bei einer ausgewogenen Ernährung mit zwei Portionen Obst und drei Portionen Gemüse am Tag keine zusätzliche Ergänzung erforderlich ist.

Hinzu kommt: **Sie helfen nicht, das Gewicht zu reduzieren,** und sollten auch nicht eingenommen werden, um Defizite durch eine ungesunde Ernährungsweise auszugleichen. **Häufig sind sie nutzlos und können der Gesundheit sogar schaden.**

Insbesondere die fettlöslichen Vitamine E, D, K, A reichern sich bei Überversorgung in der Leber an, weil sie nicht wie die wasserlöslichen Vitamine über die Nieren wieder ausgeschieden werden. Und das kann zu ernsten Erkrankungen führen.

Auch bei natürlichen und rein pflanzlichen Produkten ist Vorsicht geboten: Wechselwirkungen mit Medikamenten wie Bluthochdruck, Herzrasen, Schlafstörungen, Nieren- oder Leberschäden sind möglich. Die Einnahme sollte **nur in Absprache mit dem behandelnden Arzt** erfolgen.

Auch wichtig zu wissen: Vielen Lebensmitteln, wie zum Beispiel Cornflakes, Frühstücksflocken und Säften, sind häufig Nahrungsergänzungsmittel (beispielsweise Vitamine und Mineralstoffe) zugesetzt.

Shakes zum Abnehmen

Shakes zum Abnehmen werden auch als »Formula-Diät« bezeichnet. Es gibt sie in Apotheken und Drogeriemärkten. Grundlage ist ein Pulver, das in Wasser oder Milch eingerührt wird: Diese »flüssige Nahrung« soll täglich eine oder mehrere Mahlzeiten ersetzen. Sie verspricht eine Sättigung mit wenig Kalorien und das Ankurbeln der Fettverbrennung.

Shakes bestehen zum großen Teil aus Eiweiß und enthalten oftmals Zucker oder andere kalorienreiche Süßungsmittel (etwa Maltodextrin oder Honig). Auch sind verschiedene Vitamine und Mineralstoffe zugesetzt. Als »Geschmacksexplosion« kann man sie allerdings nicht bezeichnen, weshalb die Gefahr besteht, dass **Heißhunger** aufkommt. Da Shakes ballaststoffarm sind, kann ihr Verzehr die **Verdauung erschweren**. Daher sollte auf eine zusätzliche Flüssigkeitszufuhr geachtet werden. Wird zu wenig getrunken (unter 2 Litern), kann es zu Schwindel und Herz- und Kreislauf-Problemen kommen. Sollen sämtliche Mahlzeiten durch Shakes ersetzt werden, wird deren Verzehr für höchstens drei Wochen empfohlen.

Experten raten, erst ab einem BMI von 30 auf Shakes überzugehen und sie nur als Anstoß zur Abnahme einzusetzen.

In jedem Fall sollte vor Beginn der Arzt konsultiert werden, da bei verschiedenen Erkrankungen, wie etwa Herz- und Kreislauf-Beschwerden **von Formula-Diäten abzuraten** ist. Es besteht außerdem die **Gefahr des Jo-Jo-Effekts**, wenn nicht zusätzlich auch eine Ernährungsumstellung erfolgt.

Tabletten zum Abnehmen

Tabletten, die als probates Mittel zum Abnehmen angepriesen werden, gibt es entweder freiverkäuflich in der Apotheke, oder sie sind verschreibungspflichtig. Ihre Wirkung besteht darin, dass ein Viertel des täglich verzehrten Fettes direkt mit dem Stuhl wieder ausgeschieden wird.

Die meisten sind sogenannte Fettblocker, die den Wirkstoff Orlistat enthalten und ab einem BMI von 30 empfohlen werden. Enthalten die Tabletten weniger als 60 mg Orlistat, sind sie apothekenpflichtig; alles darüber ist verschreibungspflichtig. Alle diese »Abnehmpillen« sind jedoch sehr umstritten und gelten im besten Fall als »bedingt wirkungsvoll«. **Zudem können sie unerwünschte Nebenwirkungen wie Magenkrämpfe oder Durchfall haben,** was die Wirkung der Antibabypille und anderer Medikamente zunichtemachen kann. Studien der Universität Rhode Island (USA) zeigten, dass der Wirkstoff für Leber und Nieren schädlich ist und **gefährliche Wechselwirkungen mit anderen Medikamenten** auslösen kann. Die Abnahme besteht überwiegend aus einem Wasserverlust.

Fazit: Experten sind sich einig, dass eine Umstellung auf eine gesunde und ausgewogene Ernährung das beste und wirksamste Mittel zum Abnehmen ist. Auch langfristig werden damit die besten Erfolge erzielt.

Medikamente können das Abnehmen erschweren

Einige Medikamente sind dafür bekannt, dass sie das Abnehmen erschweren oder sogar zu einer Zunahme führen können. Zu diesen gehören verschreibungspflichtige wie nicht verschreibungspflichtige Medikamente – zum Beispiel Diabetesmedikamente, Psychopharmaka, Kortison, Betablocker, Hormonpräparate, antiallergische Medikamente (Antihistaminika), entzündungshemmende Schmerzmittel (Ibuprofen, Diclofenac), einige Blutdrucksenker und Schilddrüsenmedikamente. Sie bewirken, dass der Körper zusätzlich Wasser einlagert und/oder der Stoffwechsel heruntergefahren wird. Auch wirken sie zum Teil appetitanregend. In diesem Fall rate ich, sich an den **behandelnden Arzt** zu wenden und nach einem möglichen Alternativmedikament zu fragen. (Auf keinen Fall Medikamente ohne vorherige Rücksprache mit dem Arzt auf eigene Faust absetzen oder die Dosis reduzieren!)

Die Qual der Wahl

Das Angebot in puncto Kochen und Lebensmitteln ist riesengroß. Unzählige Produkte erschweren es uns, die richtige Wahl zu treffen. Die große Vielfalt der Produkte und Zubereitungsarten lässt so manchen von uns ratlos vor den Supermarktregalen stehen. Und fast täglich kommen neue Produkte, Trends und Versprechungen hinzu. Trotzdem (oder gerade deswegen) stellt sich oft die Frage: Was soll ich nur kochen? Was passt zu meiner Ernährungsumstellung? Wozu habe ich Zeit? Worauf habe ich Appetit? Was ist gesund?

Dieses Kapitel soll Orientierung geben und wirft einen grundsätzlichen Blick auf Fertigprodukte und -gerichte. Auch die Kochboxen (und den Hype darum) habe ich mir ein wenig genauer angeschaut. Außerdem findest Du hier ganz praktische Tipps für eine fettarme Ernährung, auch wenn selber Kochen für Dich nicht möglich ist. Zum besseren Überblick werden in zwei Tabellen fettarme Alternativen zu fettreichen Lebensmitteln beziehungsweise die Fettpunkte gängiger Lebensmittel aufgeführt.

Fertiggerichte und Fertigprodukte

Die Grenze zwischen Fertigprodukt und Fertiggericht ist fließend. Was sich nicht mehr im Ursprungszustand befindet, wird als »verarbeitet« bezeichnet (dazu zählen etwa Backwaren, Streichkäse und Wurst). Zwei Drittel unserer Lebensmittel sind mittlerweile industriell erzeugt – Tendenz steigend. Je mehr Zusatz- und Aromastoffe ein

Produkt enthält, desto künstlicher (industrieller) ist es. Häufig werden dabei billige und eher minderwertige Rohstoffe verwendet.

Der große Vorteil an Fertiggerichten ist, dass der Aufwand beim Kochen sehr gering ist. Die Packung öffnen, den Inhalt in eine Schüssel, einen Topf, den Backofen oder die Mikrowelle geben, aufwärmen oder backen: Schon ist die Mahlzeit fertig. Die Nachteile: Oft fällt sehr viel Verpackungsmüll an (Aluschalen, Styroporboxen, Konservendosen, Kartons, Kühlakkus, Folien ...). Außerdem enthalten Fertiggerichte häufig viel Salz, Fett, Zucker, Farb- und Konservierungsstoffe sowie Geschmacksverstärker.

Unterschieden wird zwischen Tiefkühlgerichten, Konserven, Instantprodukten, Produkten aus dem Kühlregal, Komplettmahlzeiten und Biofertigprodukten. Konserven enthalten durch das Haltbarmachen (Konservierung, Erhitzen) kaum Vitamine. In Instantprodukten findet sich ein hoher Anteil an Zusatzstoffen. Produkte aus dem Kühlregal (etwa High-Protein-Produkte, Suppen oder Kloßteig) weisen oft einen hohen Anteil an Aromen, Zucker und Zusatzstoffen auf. Biofertigprodukte sind zwar in der Regel frei von Geschmacksverstärkern und Aromastoffen, dafür aber oft sehr fetthaltig. Gesunde Varianten sind Tiefkühlobst, Tiefkühlgemüse oder auch tiefgekühlte Gemüsegerichte, Tiefkühlkräuter, Pizzateig aus dem Kühlregal, Suppen im Tetrapack oder Fonds im Glas.

Fazit: Je weniger verarbeitet ein Produkt ist, desto eher ist es zu empfehlen. Bessere Qualität hat zwar auch hier ihren Preis, ist aber nicht in allen Fällen ein Garant dafür, dass die Produkte auch frei von Zusatzstoffen und geeignet für eine gesunde, ausgewogene Ernährung sind. Daher gilt: Immer auf die Zutatenliste schauen, die auf der

Packung aufgedruckt ist (und Produkte meiden, bei denen Zucker, Geschmacksverstärker, gehärtete Fette und viele E-Nummern ganz oben stehen).

Kochboxen

Kochboxen sind in den letzten Jahren immer populärer geworden. Aber sind sie nur ein Hype oder auch geeignet, um gesund abzunehmen?

Kochboxen werden auch als Essensbox, Lunchbox oder Foodbox bezeichnet. Sie beinhalten sämtliche Zutaten für ein komplettes Gericht. Je nach Wunsch und Bestellung werden in einer Kochbox eine oder mehrere komplette Mahlzeiten, auch in unterschiedlicher Größe versandt.

Für Kochboxen spricht: Mit Kochboxen ist in der Regel eine gesunde, ausgewogene und abwechslungsreiche Ernährung möglich. Dabei sind sie sehr vielseitig: Sie bieten für jeden Geschmack und jede Ernährungsweise etwas Passendes und sind für jeden Haushalt geeignet – egal, ob kleine oder große Familie, Paar oder Single. Sie helfen bei der Essensplanung und sorgen für Zeitersparnis, da das Einkaufen wegfällt. Die Lieferkonditionen sind recht flexibel, sodass sich der Bezug schnell und gut an die eigene Zeitplanung anpassen lässt.

Gegen Kochboxen spricht: Kochboxen sind im Moment (noch) ausschließlich über das Internet zu beziehen. Da alle Zutaten einzeln verpackt sind, entsteht (neben dem Paket) viel Verpackungsmüll. Hinzu kommt, dass die Lebensmittel bei Bedarf in einer Kühlbox oder mit Kühlakkus angeliefert werden, ohne Möglichkeit zur Rückgabe.

Auch sind die Lieferkosten zum Teil recht hoch. Wurde ein Abo abgeschlossen, ist eine Kündigung auch kurzfristig möglich. Häufig wird jedoch berichtet, dass sich diese etwas schwierig gestalten kann oder immer wieder versucht wird, den Kunden umzustimmen.

Fazit: Es gibt bei Kochboxen viele Vorteile und auch einige Punkte, die skeptisch gesehen werden sollten. Da jeder Anbieter andere Konditionen hat, ist zu empfehlen, diese genau zu studieren.

Fettreiche Produkte und Alternativen

Die nachfolgende Liste soll Dir als kleine Orientierungshilfe beim Einkauf dienen, wie Du Fettreiches leicht durch Fettarmes ersetzen kannst. So lassen sich Lieblingsrezepte und -speisen oder auch neue Eigenkreationen gesünder genießen.

Herkömmlich	Gesünder
Bier und Sekt	Alkoholfreie Sorten
Bratkartoffeln	Pell-, Salz-, Ofenkartoffeln
Butter, Margarine	Frischkäse (bis 6 % Fett)
Chips	Salzstangen
Croissant	Rosinenbrötchen
Eis	Sorbet-Eis
Hackfleisch	Geflügelhack, Tatar
Hering	Forelle, Seelachs
Käse mit 45 % Fett i. Tr.	Käse mit 16 % bis 19 % Fett
Kuchen	Hefeteig
Leberkäse	Schnitzel (unpaniert)
Mayonnaise	Fettarme Mayonnaise (5 % od. 11 % Fett)
Nussnougatcreme	Honig oder Marmelade
Paniertes Fleisch	Unpaniertes Fleisch
Pommes frites	Backofen-Pommes (3 % Fett)
Pizza (TK)	fettarmer Pizza-Frischteig (ich empfehle den von Knack&Back)
Sahne für Kuchen	fettarme Schlagcreme
Sahne in Soße	Kondensmilch, saure Sahne (10 % Fett)

Herkömmlich	Gesünder
Sahnejoghurt	Naturjoghurt (0,1 % bis 0,5 % Fett)
Schokolade	Schokokuss
Schmand	Frischkäse (fettarm)
Pudding fett	Schokopudding (bis 1,5 % Fett)
Schweinenacken	Schweineschnitzel
Torte	Hefekuchen (ohne Sahne)
Vollmilch mit 3,5 % Fett	Milch mit 0,1 % bis 0,5 % Fett
Weißbrot	Vollkornbrot
Leberwurst	Geflügelleberwurst
Würstchen	Würstchen light
Wurst fett	gekochter Schinken, Corned Beef
Zucker	Erythrit oder Süßstoff

Fettpunkte gängiger Lebensmittel

Diese Tabelle ist als Hilfestellung beim Einstieg in die 30-g-Fett-Methode gedacht. Von Milchprodukten über Fleisch, Wurst und Fisch bis hin zu Brot, Kuchen und Getränken findest Du hier die Fettpunkte, die für gängige Lebensmittel zu berechnen sind.

Produkt (100 ml/100 g)	Fettpunkte
Kartoffeln, Gemüse	0,0
Salat, Obst	0,0
Milchprodukte	
Milch (3,5 % Fett)	3,5
Milch (1,5 % Fett)	1,5
Joghurt (0,1 % Fett)	0,1

Produkt (100 ml/100 g)	Fettpunkte
Milchprodukte	
Joghurt (3,5 % Fett)	3,5
Speisequark (40 % Fett)	11,4
Speisequark (0,5 %)	0,5
Saure Sahne (10 %)	10,0
Schlagsahne (30 %)	30,0
Käse (45 % i. Tr.)	30,8
Käse (16 % absolut)	16,0
Wurst und Fleisch	
Bierschinken (Schwein)	13,0
Corned Beef	6,0
Fleischkäse	24,0
Kassleraufschnitt	3,0
Leberwurst	32,0
Putenbrustaufschnitt	2,0
Schinken, gekocht (3 %)	3,0
Schinken, roh (3 %)	3,0
Aspikwurst (mager)	2,0
Hähnchenbrustfilet	1,6
Rinderbraten (mager)	1,9
Rinderhack	13,6
Tatar	3,0
Schweineschnitzel	3,0
Fisch	
Seelachs	1,0
Fischstäbchen	8,1
Forelle	3,4
Hering	15,0
Lachs (frisch)	6,3
Thunfisch (in Wasser)	1,0

Produkt (100 ml/100 g)	Fettpunkte
Fette (1 TL)	
Butter, Margarine	4,1
Speiseöl	4,6
Halbfettbutter, -margarine	2,0
Mayonnaise (82 %)	4,1
Frischkäse (bis 8 %)	0,4
Süße Aufstriche	
Marmelade	0,0
Honig	0,0
Nussnougatcreme (20 g)	6,2
Getreideprodukte	
Cornflakes	0,6
Haferflocken	7,0
Dinkelhaferflocken	3,0
Grieß	1,2
Nudeln (roh)	1,5
Reis (roh)	1,1
Nüsse	
Erdnüsse	48,1
Walnüsse	62,5
Brot	
Brötchen (inkl. Körnerbrötchen)	1,0–6,0
Croissant	21,0
Laugenbrezel (80 g)	3,0
Vollkornbrot (50 g)	0,6
Körnerbrot (50 g)	1,5
1 Scheibe Toast	1,0
1 Zwieback	0,6

Produkt (100 ml/100 g)	Fettpunkte
Kuchen und Kekse	
Russisch Brot	1,5
Löffelbiskuit	5,8
1 Nussecke	43,5
1 St. Schwarzwälder Kirschtorte	32,2
1 St. Marmorkuchen	25,0
Baiser	0,0
Muffin	17,0–27,0
1 St. Hefekuchen/Obstkuchen	4,0
1 Butterkeks	0,8
1 Reiswaffel	0,2
1 Belgische Waffel	23,8
Süßes und Salziges	
Schokolade	30,0
1 St. Schokolade (6 g)	1,8
1 gefüllte Schokopraline	5,0
1 Schokokuss	2,8
Gummibärchen usw.	0,0
1 Kugel Fruchteis	0,0
1 Kugel Milchspeiseeis	3,0
1 Kugel Eiscreme	8,0
Chips	35,0
Salzstangen	4,0
Ei und Fast Food	
1 Ei (Gr. L)	6,7
1 Pizza (TK)	35,0
Pommes frites (150 g)	21,8
1 Bratwurst (80 g)	21,3
1 Döner	17,6–28,0

Produkt (100 ml/100 g)	Fettpunkte
Ei und Fast Food	
1 Frikadelle (150 g)	21,0
1 Paar Würstchen (Schwein)	26,4
Brathähnchen (100 g)	11,1
Heißgetränke	
Cappuccino (200 ml)	3,6
Latte macchiato (200 ml)	2,9
Alkohol	
(Bedenke: Alkohol verhindert den Fettabbau!)	
Bier (330 ml)	11,0
Wein (100 ml)	7,0
Sekt (100 ml)	7,0
Schnaps (20 ml)	4,0

Küchenhelfer

Es gibt eine Vielzahl von Küchenhelfern, die das Kochen erleichtern. Was welches Helferlein kann (Braten, Backen, Grillen, Dämpfen, Kneten, Hacken …) und wie es sich am besten einsetzen lässt, um Speisen aller Art mit wenig Fett, schonend und effizient zuzubereiten, zeigt die folgende Übersicht.

Die häufigsten Zubereitungsarten von Lebensmitteln	
Backen	Garen von Backwaren
Blanchieren	Kurzes Garen in siedendem Wasser (4 Minuten) und anschließendes Abschrecken mit Eiswasser
Braten	Garen bei starker, trockener Hitze ohne Deckel
Dämpfen	Garmethode in Wasserdampf (bis zu 100 Grad)
Dünsten	Garmethode mit wenig Flüssigkeit
Frittieren	In heißem Fett schwimmend garen
Grillen	Auf einem Rost über offenem Feuer garen
Kochen	Zubereitung von Mahlzeiten in Flüssigkeit
Schmoren	Anbraten und anschließend bei niedriger Temperatur garen

Generell gilt: **Je weniger Flüssigkeit und Fett bei der Zubereitung einer Mahlzeit verwendet werden, desto mehr Vitamine und Mineralstoffe bleiben erhalten**. Denn durch zu viel Flüssigkeit gehen diese beim Abgießen verloren. Ernährungsexperten empfehlen die Zubereitung von Lebensmitteln durch Dämpfen. Auch dabei können aber manche Vitamine und Enzyme durch die Hitze verloren gehen.

Küchengeräte der neueren Generation

Heißluftfritteuse (Airfryer): Diese Geräte bieten verschiedene Zubereitungsformen an: Neben dem »Frittieren« ohne Fett (inklusive Pommes) sind auch Backen, Grillen, Schmoren und Garen möglich. Die Funktionsweise ist bei allen Geräten gleich: Das Erhitzen erfolgt über Umluft. Sie sind leicht zu reinigen, geruchsarm und stromsparend.

Multikochmixer: Das Gerät macht seinem Namen alle Ehre: Es vereint nicht nur viele Einzelfunktionen (Kneten, Mahlen, Hacken, Pürieren, Mischen ...), sondern – und das ist das Besondere – es kann auch ganze Gerichte selbstständig und nahezu automatisch zubereiten. (Der Thermomix gehört auch in diese Produktkategorie.) Für Einzelspeisen (Pizza, Brot, Joghurt, Eis, Desserts ...) gibt es eigene Programme. Auch können Gerichte erwärmt und Gefrorenes aufgetaut werden. Braten wie in einer Pfanne ist jedoch mit dem Gerät nicht möglich. Ein Multikochmixer ist sowohl zeit- als auch energiesparend und auch für Großfamilien geeignet. Allerdings sind die Anschaffungskosten sehr hoch.

Multikocher: Wegen seiner Kompaktheit und Vielseitigkeit erfreut sich der Multikocher zunehmend auch bei Campern großer Beliebtheit. Das Gerät vereint mehrere Funktionen in sich: Grillen, Braten, Kochen, Dampfgaren und das Warmhalten von Speisen sind damit möglich. Durch seine platzsparende Bauweise und seine energiesparenden Eigenschaften ist der Multikocher auch für kleine Küchen geeignet.

Elektrischer Schnellkochtopf: Das Gerät, das auch unter dem Begriff »Dampfmultikocher« bekannt ist, beschränkt sich auf Garen, Auftauen und Einkochen. Mahlzeiten werden darin schnell und energiesparend zubereitet.

Slow Cooker: Beim Slow Cooking werden die Lebensmittel langsam bei unter 100 Grad gegart. Er ist besonders für Fleisch und Gemüse zu empfehlen, da Vitamine und Mineralstoffe erhalten bleiben. Neben Garen ist Schmoren möglich sowie auch (in manchen Fällen) das Warmhalten von Speisen. Ein weiteres Plus: kein Anbrennen. Auch können damit Suppen und Eintöpfe gekocht sowie Milchspeisen zubereitet werden. Das Gerät ist sehr energiesparend.

Kontaktgrill: Dieser Grill ist schnell einsatzbereit und leicht zu reinigen. Durch die antihaftbeschichteten Grillflächen kann das Grillgut fettarm zubereitet werden. Und überschüssiges Fett tropft in eine Auffangschale. Einige Modelle besitzen zudem eine Ofenfunktion (Ober- und Unterhitze), weshalb Überbacken ebenfalls ein Leichtes ist. Da das Grillgut von beiden Seiten gegart wird, ist die Zubereitungszeit kurz, und das Wenden entfällt. Das Gerät eignet sich gut für Fleisch (das außen schön kross wird und innen saftig bleibt), Würstchen, Fisch, Gemüse, Toast, Panini und Sandwiches. Kontaktgrills sind nicht stromsparend.

Elektrogrill: Dieser Grill ähnelt in seiner Funktion dem Kontaktgrill, doch hat er meistens weniger Einstellmöglichkeiten. Die Heizspiralen werden jedoch heißer als beim Kontaktgrill, weshalb er für dicke Fleischstücke besonders gut geeignet ist. Das Gerät ist jedoch nicht stromsparend.

Dampfgarer: Die Zubereitung im Dampfgarer ist schonend und fettarm. Durch den Wasserdampf, der bis auf maximal 100 Grad erhitzt wird, bleiben sämtliche Vitamine, Nähr- und Mineralstoffe erhalten. Es können mehrere Nahrungsmittel gleichzeitig zubereitet werden. Anbrennen und ungewolltes Bräunen der Speisen ist nicht möglich. Das Gerät ist zeit- und energiesparend.

Dampfbackofen: Ein Dampfbackofen ist eine Kombination aus Backofen und Dampfgarer. Dem Backofen kann bei Bedarf die Dampfgarfunktion zugeschaltet werden (schonendes Garen bis 100 Grad). Ohne diese Funktion arbeitet das Gerät wie jeder andere Backofen. Der Ofen ist energiesparend.

AMC-Töpfe: Diese sehr hochpreisigen Topfsets werden nur bei Kaufveranstaltungen angeboten und nicht im freien Handel. Preise von 640 bis 3300 Euro werden genannt. Die Edelstahltöpfe sind mit speziellen Sensoren ausgestattet, die den Kochprozess überwachen. Mit einem speziellen Deckel lassen sie sich zu Schnellkochtöpfen umfunktionieren. Bei der Zubereitung von Speisen muss kein Wasser oder Fett zugegeben werden. Das Kochen ist somit fettarm, mineral- und nährstoffschonend. Der Umgang mit den Töpfen bedarf allerdings einiger Übung.

Halogenofen: Mit diesem Ofen, auch »Heißluftofen« genannt, ist Braten, Garen und Backen möglich. Durch eine Halogenlampe wird das Gerät auf bis zu 250 Grad erwärmt. Mit wenig Wasser oder Fett können Fleisch und Gemüse schonend wie im Dampfgarer gegart werden. (Das Ergebnis lässt sich mit dem einer Heißluftfritteuse vergleichen.) Braten, Pommes backen oder Bratkartoffeln zubereiten ist mittels einer Bratschale im Gerät ebenso möglich. Der Ofen ist klein und kompakt und günstig in der Anschaffung (nach aktuellem Stand sind Kosten von 40 bis 80 Euro zu erwarten). Auch ist er zeit- und energiesparend.

Küchengeräte der älteren Generation

Schnellkochtopf: Der herkömmliche Schnellkochtopf, der einfach auf den Herd gestellt wird, dürfte der bekannteste sein. Ähnlich wie der elektrische Schnellkochtopf arbeitet er nach der schonenden Garmethode. Die Nährstoffe bleiben erhalten. Im Gegensatz zum elektrischen Schnellkochtopf verfügt er jedoch nur über ein Programm. Der Garprozess wird über ein Reglerventil kontrolliert. Der Deckel kann während und nach der Garzeit nicht sofort geöffnet werden, der heiße Dampf muss erst kontrolliert entweichen. Markenprodukte sind hier vorzuziehen, da es bei billigeren Ausführungen eher zu Störungen kommen kann.

Pürierstab/Stabmixer: Schnell und ohne viel Aufwand lassen sich mit dem Stab Obst, Gemüse, Suppen oder Soßen fein pürieren. Ohne Sahne oder Mehlschwitze zaubert das Gerät so cremige und sämige Suppen, Soßen oder Desserts.

Waffeleisen: Mit dem Gerät lassen sich nicht nur knusprige Waffeln herstellen, vielmehr eignet es sich auch zum Backen von Pfannkuchen oder Kartoffelpuffern. Es empfiehlt sich, ein Modell mit Antihaftbeschichtung zu wählen, um den Teig ganz ohne oder mit nur wenig Fett/Öl (1 TL) backen zu können.

Bratpfannen und Kochtöpfe: Für eine fettarme Zubereitung sollte Kochgeschirr (aus Aluminium, Aluguss oder Edelstahl) mit einer Beschichtung (Teflon-, DLC- und Keramikbeschichtungen) bevorzugt werden. Dadurch wird kein oder nur wenig Fett benötigt, und das Gargut setzt nicht an. Die Beschichtung ist sehr empfindlich. Zum Wenden oder Umrühren sollten Holzlöffel und keine scharfen Utensilien verwendet werden. Eine Keramikbeschichtung hat den Vorteil, dass sie sehr hitzeverträglich ist (bis zu 400 Grad). Unverwüstlich sind Pfannen aus Gusseisen.

Wok: Ein Wok ist ein Kochtopf beziehungsweise eine Pfanne mit kugelförmigem Boden und besonders hohem Rand. Darin kann Gemüse jeder Art durch Schwenken beziehungsweise Am-Rand-Verteilen schonend und fettarm gegart werden.

Römertopf: Dieser Topf aus Ton eignet sich zum Frischhalten, Backen, Kochen und Dampfgaren ohne die Zugabe von Fett.

Silikonbackformen: Sie sind eine Alternative zu herkömmlichen Backformen. Da sie nicht mit Öl oder Butter ausgepinselt werden müssen, kann damit Fett eingespart werden.

Bratfolie und Bratschlauch: Diese beiden Hilfsmittel lassen sich zum Dampfgaren einsetzen: Einfach und fettarm werden Fleisch, Gemüse und vieles mehr darin im Backofen erhitzt. Einige sind zusätzlich für die Mikrowelle und zum Einfrieren geeignet. Eine günstige und einfache Art des Dampfgarens.

Fettaufsaugendes Backpapier: Dieser kleine Helfer sorgt für knuspriges Backgut ohne überschüssiges Fett. Auch wird das Reinigen der Backbleche erleichtert.

Aluminiumfolie: Häufig für Ofenkartoffeln, Grillgut oder Fisch genutzt, sind Aluminiumfolie oder -schalen ein schneller und viel genutzter Helfer, um fettarm im Backofen oder auf dem Grill zu garen.

Neueste Untersuchungen haben jedoch ergeben, dass sich Aluminiumpartikel im Körper anreichern und den gesamten Körper schädigen können. *Salzige und/oder mit Säuren (Zitronensaft) getränkte Lebensmittel dürfen auf keinen Fall mit Alufolien oder -schalen in Kontakt kommen.*

Fazit: Aluminiumfolien/-schalen am besten aus der Küche verbannen.

Antworten auf häufig gestellte Fragen

Sollte ich versuchen, so wenig wie möglich zu essen?
Davon wäre abzuraten: Wird zu wenig gegessen, kann der Stoffwechsel so weit herunterfahren, dass er nur noch ganz wenig verbrennt. Wird dann wieder mehr Nahrung aufgenommen, stellt sich der Jo-Jo-Effekt ein.

Sollte ich bei einer Abnahme wenig trinken?
Das ist nicht zu empfehlen. Zu wenig trinken (weniger als 2 Liter) kann die Abnahme verhindern.

Haben Medikamente einen Einfluss auf die Abnahme?
Ja, denn viele Medikamente können den Stoffwechsel herunterfahren oder hungrig machen. Unter Umständen kann der Arzt Alternativmedikamente empfehlen.

Bitte beachten: Wenn es um Medikamente geht, nie eigenmächtig handeln (etwa Medikamente absetzen oder die Dosis verringern/erhöhen). Bitte immer erst den Arzt konsultieren.

Wie wichtig ist Bewegung beim Abnehmen?
Mit Bewegung läuft der Stoffwechsel besser, und die Abnahme kann damit unterstützt werden. Bewegung ist (soweit körperlich möglich) immer zu empfehlen, denn die positiven Auswirkungen auf die Gesundheit sind enorm.

Was hilft bei schlechter Verdauung?
Lauwarmes Wasser auf nüchternen Magen oder Flohsamenschalen mit viel Flüssigkeit können helfen, die Verdauung wieder in Schwung zu bringen.

Kann ich auch ohne Sport abnehmen?
Ja, das ist möglich, aber es geht langsamer.

Warum kommt es zu einem Stillstand bei der Abnahme? Und wie lange dauert er?
Warum es zu einem Stillstand kommen kann, ist nicht erklärbar. Die Gründe sind unbekannt. So ein Stillstand kann 3 bis 6 Wochen dauern.

Wie wichtig sind Arztbesuche?
Den regelmäßigen Check-up beim Arzt wahrzunehmen, auch wenn nichts wehtut, sollte selbstverständlich sein. Nur so kann festgestellt werden, ob eine Diabetes oder eine Schilddrüsendysfunktion vorliegt, die das Abnehmen stark behindern können. Auch ob alle anderen Organe gesund oder behandlungsbedürftig sind, hat Einfluss auf das Gewicht.

Was passiert, wenn ich sehr salzhaltige Speisen esse?
Salz bindet Wasser im Körper, weshalb die Waage ein Plus zeigt. Empfohlen werden insgesamt 5 Gramm Salz pro Tag. Das schließt sichtbares und verstecktes Salz (in Lebensmitteln) ein.

Was passiert, wenn ich zu viele Kohlenhydrate esse?
Jedes gegessene Gramm Kohlenhydrate bindet 4 Gramm Wasser im Körper. Bedenke: Brot, Nudeln, Reis, Obst und Süßes enthalten oft wenig oder kein Fett, aber viele Kalorien.

Warum schwankt mein Gewicht von Tag zu Tag?
Der Wasserhaushalt des Körpers ist jeden Tag anders (siehe Kohlenhydrate und Salz). Es wird empfohlen, sich einmal pro Woche zu wiegen.

Warum nehmen andere Menschen schneller oder mehr ab als ich?
Jeder Stoffwechsel reagiert anders. Daher bitte die eigene Abnahme niemals mit der Abnahme anderer Personen vergleichen.

Wäre es nicht besser, wenn ich auf Fett verzichte oder nur extrem wenig Fett esse?
Fett enthält lebenswichtige Nährstoffe (u. a. ungesättigte Fettsäuren). Zu wenig Fett fährt zum einen den Stoffwechsel herunter und schadet zum anderen dem Körper, da ein Mangel entstehen kann. 30 g Fett am Tag sollten nicht unterschritten werden. Pflanzliche Fette (Öl, Nüsse, Avocado) sind den tierischen Fetten (Wurst, Käse, Süßigkeiten) vorzuziehen.

Wie beeinflusst Stress das Abnehmen?
Stress fährt den Stoffwechsel runter. Der Körper produziert zudem das Stresshormon Cortisol, das wiederum Heißhunger erzeugt.

Wie beeinflusst das Schlafverhalten das Abnehmen?
Zu wenig Schlaf ist für den Körper wie Stress. Daher wird über 60-Jährigen empfohlen, mindestens 6 bis 8 Stunden pro Nacht zu schlafen.

Hat Alkoholgenuss einen Einfluss auf das Abnehmen?
Alkohol wird von der Leber zuerst abgebaut. Die Fettverbrennung ruht. Alkohol enthält zwar kein Fett, wird aus diesem Grund jedoch mit vielen Fettpunkten berechnet (1 Glas Wein entspricht 15 Fettpunkten, 330 ml Bier entsprechen 11 Fettpunkten). Daher nach dem Essen lieber einen Espresso trinken, der die Verdauung wirklich fördert.

Wie wichtig sind Vitamine und Mineralien?
Bei Vitamin- und Mineralstoffmangel kann der Stoffwechsel nicht optimal arbeiten. Auch werden durch einen Mangel Heißhungerattacken begünstigt. Besonders wichtig sind Vitamin C, Magnesium, Kalzium und Vitamin D. (Aber auch hier gilt: Bitte immer zuerst den Arzt fragen und nicht auf eigene Faust zu Nahrungsergänzungsmitteln greifen.)

Du hast weitere Fragen? Oder suchst Gleichgesinnte?

Dann schau doch einmal auf der »Nie wieder dick«-Homepage vorbei (www.niewiederdick.info). Dort findest Du Informationen zur 30-g-Fett-Methode, kannst Dich über die Online-Angebote und unsere Bücher informieren oder auch direkt mit dem NWD-Team Kontakt aufnehmen, das für alle Deine Fragen immer ein offenes Ohr hat (niewiederdick@gmx.de).

Schau auch gerne einmal bei unserem Onlineforum vorbei: http://niewiederdick-dasforum.xobor.de/

Schließe Dich unserer Facebook-Gruppe an: www.facebook.com/groups/NIE.WIEDER.DICK/

Außerdem sind wir auch auf YouTube (www.youtube.com/niewiederdick) und Instagram (@niewiederdick.info) zu finden.

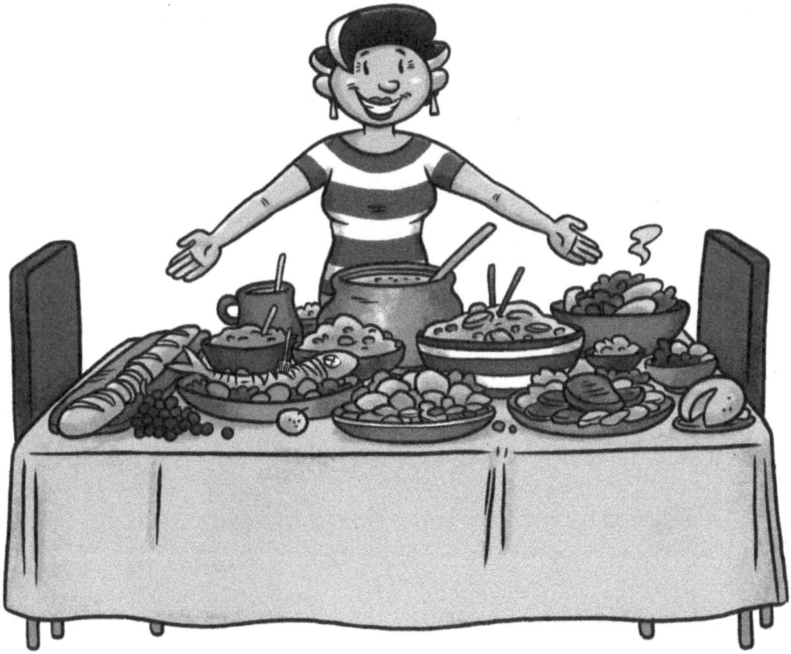

Rezepte und Tagespläne

TAGESPLÄNE

Um Dir den Einstieg in die 30-g-Fett-Methode zu erleichtern, findest Du hier Tagespläne für eine Woche – jeweils einmal mit Fleisch und einmal vegetarisch.

Jeder Plan enthält ein leckeres Frühstück, ein schmackhaftes Gericht für mittags und abends und auch Snacks für zwischendurch. (Die angegebenen Seitenzahlen verweisen auf die Rezepte im Buch.) Die Fettpunkte werden für die einzelnen Mahlzeiten aufgeführt wie auch die Summe der Fettpunkte für den ganzen Tag.

Der Fettverzehr sollte pro Tag insgesamt 30 g betragen. Bei Bedarf sind bis zu 35 g Fett am Tag möglich. (Weitere Informationen dazu auf S. 41 im Kapitel »Die 30-g-Fett-Methode«.)

Damit hast Du nun eine Vorlage, nach der Du bald Deine eigenen Pläne erstellen kannst – mit den Rezepten aus dem Buch oder auch mit Eigenkreationen. Und ganz wichtig dabei: Den Chaostag nicht vergessen. Dieser darf in einem Wochenplan natürlich nicht fehlen. Wie Du ihn gut gestalten kannst, dazu findest Du am Ende der jeweiligen Vorschläge Hinweise und Tipps.

Ich wünsche Dir viel Erfolg beim Ausprobieren!

Tagespläne mit Fleisch

Tagesplan 1

Morgens:		1,0 Fettpunkte
Apfel-Karotten-Müsli		
30 g	Dinkelflocken	0,8
200 g	Joghurt (0,1 % Fett)	0,2
60 g	Karotte	0
180 g	Äpfel	0
2 EL	Orangensaft	0
	Erythrit oder Zucker	0
Die Dinkelflocken fein mahlen, dann den Joghurt dazugeben. Die Karotte und die Äpfel waschen, putzen, schälen, in kleine Stücke schneiden und hinzufügen. Mit Orangensaft und Erythrit oder Zucker abschmecken.		
Mittags oder abends:		**8,3 Fettpunkte**
Frische Suppe mit Pulled Pork (S. 189)		
Snacks:		**5,2 Fettpunkte**
Laugenstange (90 g)		3,2
Cappuccino (200 ml, Milch mit 1,5 % Fett)		2,0
Mittags oder abends:		**12,6 Fettpunkte**
Schinken-Käse-Brot		
80 g	Vollkornbrot (2 Scheiben)	2,0
30 g	gekochter Schinken	1,0
30 g	Käse (16 % Fett)	4,8
30 g	Frischkäse (16 % Fett)	4,8
Gesamt:		**27,1 Fettpunkte**

Hinweise:

- Weitere 2,9 bis maximal 7,9 Fettpunkte zur freien Verfügung.
- Mindestens 2 Liter trinken.
- Zusätzlich kannst Du Dir eine Portion Obst (150 g, von Bananen oder Mangos: 100 g) gönnen.

Tagesplan 2

Morgens:		4,3 Fettpunkte
Brötchen mit Schinkencreme		
1	Weltmeisterbrötchen (ca. 70 g)	3,1
30 g	Kochschinken (3 % Fett)	1,0
60 g	Quark (0,3 % Fett)	0,2
	Pfeffer, Paprikapulver	
1 kleine	Essiggurke	0
2	Salatblätter	0
Das Brötchen aufschneiden und den Schinken würfeln. Den Quark mit 1 EL Mineralwasser glatt rühren, den Schinken dazugeben und alles pürieren. Mit Pfeffer und Paprika abschmecken. Die Gurke in Scheiben schneiden. Die Salatblätter auf beide Brötchenhälften legen, die Schinkencreme daraufstreichen und mit den Gurkenscheiben garnieren.		
Mittags oder abends:		8,4 Fettpunkte
Geschnetzeltes vom Schwein (S. 169)		
Snacks:		7,3 Fettpunkte
20 g	Schokolade	6,6
200 ml	Kaffee mit 50 ml Milch (1,5 % Fett)	0,7
Mittags oder abends:		6 Fettpunkte
Brot mit Obatzda light		
80 g	Vollkornbrot (2 Scheiben)	2,0
50 g	Obatzda light (S. 204)	4,0
Gesamt:		26 Fettpunkte

Hinweise:

- Weitere 4 bis 9 Fettpunkte zur freien Verfügung.
- Mindestens 2 Liter trinken.
- Zusätzlich kannst Du Dir eine Portion Obst (150 g, von Bananen oder Mangos: 100 g) gönnen.

Tagesplan 3

Morgens:		0,5 Fettpunkte
Cornflakes mit Früchten		
60 g	Banane	0
50 g	Kirschen (aus dem Glas)	0
100 g	Joghurt (0,1 %)	0,1
2 TL	Honig	0
40 g	Cornflakes	0,4
Die Banane schälen und in Scheiben schneiden. Die Kirschen abtropfen lassen. Dann den Joghurt mit dem Honig verrühren. Das Obst dazugeben und alles vermengen. Die Cornflakes vorsichtig unter die Joghurt-Obst-Mischung heben.		
Mittags oder abends:		4,3 Fettpunkte
Schnelles Chili con Carne (S. 171)		
Snacks:		13,3 Fettpunkte
25 g	Nüsse (naturbelassen)	13,3
2	Becher Tee	0
Mittags oder abends:		8,9 Fettpunkte
Protinella vom Blech (S. 237)		6,9
50 g	Toastbrot	2,0
Gesamt:		27 Fettpunkte

Hinweise:

- Weitere 3 bis 8 Fettpunkte zur freien Verfügung.
- Mindestens 2 Liter trinken.
- Zusätzlich kannst Du Dir eine Portion Obst (150 g, von Bananen oder Mangos: 100 g) gönnen.

Tagesplan 4

Morgens:		4,9 Fettpunkte
Fetakäse auf Brot		
100 g	Quark (0,3 % Fett)	0,3
40 g	Fetakäse (9 % Fett)	3,6
100 g	Roggenbrot (2 Scheiben)	1,0
160 g	rote Paprika	0
2	Salatblätter	0
40 g	Salatgurke	0
	Salz, Pfeffer	
Den Fetakäse zerkrümeln, zum Quark geben und mit 1 EL Mineralwasser pürieren. Mit Salz und Pfeffer abschmecken. Das Brot mit der Mischung bestreichen. Die Paprika waschen, putzen und in Streifen schneiden. Den Salat abspülen und trocken tupfen. Die Gurke waschen und in Scheiben schneiden. Beides auf den Brotscheiben verteilen.		
Mittags oder abends:		10,1 Fettpunkte
Geschmortes Rindfleisch mit Bandnudeln (S. 168)		
Snacks:		4,8 Fettpunkte
3	Bananenkrapfen (S. 221)	3,0
300 ml	Milchkaffee (1,5 % Fett)	1,8
Mittags oder abends:		8,3 Fettpunkte
Gefüllte Gurke mit Kräuterquark (S. 208)		
Gesamt:		28,1 Fettpunkte

Hinweise:

- Weitere 1,9 bis 6,9 Fettpunkte zur freien Verfügung.
- Mindestens 2 Liter trinken.
- Zusätzlich kannst Du Dir eine Portion Obst (150 g, von Bananen oder Mangos: 100 g) gönnen.

Tagesplan 5

Morgens:		8,5 Fettpunkte
Gesundes Frühstück		
200 ml	Buttermilch	1,2
150 g	Äpfel	0
30 g	Dinkelflocken	0,8
10 g	Walnusskerne	6,5
1 TL	Honig	0
Die Äpfel waschen, entkernen und in kleine Stücke schneiden. Die Walnüsse hacken. Die Apfelstücke, die gehackten Nüsse, den Honig und die Dinkelflocken unter die Buttermilch rühren.		
Mittags oder abends:		**9,5 Fettpunkte**
Mini-Frikadellen mit Gemüse (S. 170)		
Snacks:		**2,3 Fettpunkte**
Apfeltraum (S. 226)		2,3
400 ml	Tee	0
Mittags oder abends:		**5,6 Fettpunkte**
Frischer gemischter Salat, 2 Portionen (S. 195)		4,6
50 g	Baguettebrot	1,0
Gesamt:		**25,9 Fettpunkte**

Hinweise:

- Weitere 4,1 bis 9,1 Fettpunkte zur freien Verfügung.
- Mindestens 2 Liter trinken.
- Zusätzlich kannst Du Dir eine Portion Obst (150 g, von Bananen oder Mangos: 100 g) gönnen.

Tagesplan 6

Morgens:			8,4 Fettpunkte
Putenbrust auf Brot			
1	Ei (Gr. L)		6,7
2	Salatblätter		0
50 g	Salatgurke		0
1 EL	Milch (0,3 % Fett)		0
30 g	Frischkäse (0,2 % Fett)		0,1
40 g	Vollkornbrot		1,0
30 g	Putenbrustaufschnitt		0,6
	Pfeffer		
Das Ei kochen und abschrecken. Die Salatblätter waschen, trocken tupfen. Die Gurke waschen und in Scheiben schneiden. Die Milch unter den Frischkäse rühren, dann mit Pfeffer würzen. Das Brot mit der Käsemasse bestreichen. Mit dem Aufschnitt, den Gurkenscheiben und dem Salat belegen. Das Ei dazu essen.			
Mittags oder abends:			8,7 Fettpunkte
Gebratene Karottentaler mit Dip (S. 207)			
Snacks:			4,4 Fettpunkte
5		Löffelbiskuit	1,5
200 ml		Latte macchiato (Milch mit 1,5 % Fett)	2,9
Mittags oder abends:			5,7 Fettpunkte
Thunfischsalat (S. 185)			3,7
80 g		Weißbrot	2,0
Gesamt:			27,2 Fettpunkte

Hinweise:

- Weitere 2,8 bis 7,8 Fettpunkte zur freien Verfügung.
- Mindestens 2 Liter trinken.
- Zusätzlich kannst Du Dir eine Portion Obst (150 g, von Bananen oder Mangos: 100 g) gönnen.

Tagesplan 7: Chaostag (Tipps Teil 1)
Für den Chaostag gilt: Heute darf wieder geschlemmt werden. **Es werden keine Fettpunkte gezählt.** Einladungen, Feste, essen gehen, Schokolade, Kuchen, Wein ... Alles ist erlaubt. Dieser Tag ist ideal, um sich Leckereien zu gönnen, die nicht jeden Tag auf dem Speiseplan stehen sollten.

Um die Abnahme nicht aus den Augen zu verlieren, wären etwas **Bewegung und Ablenkung** sinnvoll – besonders wenn am Chaostag noch keine Aktivitäten in Deinem Terminkalender stehen. Vielleicht hast Du Lust, in puncto Bewegung einmal etwas Neues auszuprobieren? Ganz nach dem Ü-60er-Motto: **Jeden Tag ein bisschen fitter**. (Tipps findest Du dazu weiter unten. Wenn Du Dir unsicher bist, ob eine Aktivität für Dich geeignet ist, dann frage zuerst Deinen Arzt.)

Vielleicht gibt es etwas, das Du schon lange einmal tun wolltest – heute könnte der Tag dafür sein: eine Spritztour in die Umgebung, eine Shoppingtour, ein Nachmittag im Schwimmbad, ein Kino- oder Museumsbesuch, ein Spaziergang zu Deinem Lieblingscafé, ein paar ruhige Minuten auf einer schönen Bank im nahe gelegenen Park, im Garten werkeln ... wonach auch immer Dir der Sinn steht.

Dein Bewegungsplan: Was könnte Dir Spaß machen?

- **Indoor-Aktivitäten:**
  - **Fitnessvideos auf YouTube (zum Beispiel »Fit mit Anna« oder »Gabi Fastner: Home Fit«)**
  - **Hometrainer (Ergometer) oder Minihometrainer (nur die Pedale)**
  - **Minitrampolin (Wippen oder Laufen)**
  - **Rudern (Rudergerät)**
  - **Tanzen (Line Dance, Zumba Gold ...)**
  - **Yoga auf dem Stuhl, Stuhlgymnastik (auch auf YouTube)**
  - **Hula-Hoop-Reifen**

- **Outdoor-Aktivitäten:**
  - Hula-Hoop-Reifen
  - Aquafitness, Schwimmen
  - Minigolf, Golf
  - Nordic Walking (flott laufen mit Stöcken)
  - Radfahren (auch mit dem E-Bike)
  - Spazierengehen (30 Minuten plus)
  - Walken (flott laufen ohne Stöcke) und Wandern

Vegetarische Tagespläne

Tagesplan 1 – vegetarisch

Morgens:		9,1 Fettpunkte
Rosinenmüsli		
150 g	Quark (0,3 % Fett)	0,5
170 g	Orange	0
1 EL	Rosinen	0
30 g	Dinkelflocken	0,8
15 g	Mandeln (gehackt)	7,8
Den Quark mit ein wenig Mineralwasser cremig rühren. Die Orange schälen, in kleine Stücke schneiden, mit den Rosinen, den Dinkelflocken und den Nüssen unter den Quark rühren.		
Mittags oder abends:		13,1 Fettpunkte
Kartoffelauflauf mit Mais (S. 209)		
Snacks:		2,3 Fettpunkte
Süßer Joghurt		
150 g	Joghurt (1,5 % Fett)	2,2
2 TL	Marmelade	0,1
1	Becher Kaffee oder Tee	0
Mittags oder abends:		4,5 Fettpunkte
Rote-Bete-Salat (S. 197)		0
50 g	Fetakäse (9 % Fett)	4,5
Gesamt:		29,0 Fettpunkte

Hinweise:

- Weitere 1,0 bis 6 Fettpunkte zur freien Verfügung.
- Mindestens 2 Liter trinken.
- Zusätzlich kannst Du Dir eine Portion Obst (150 g, von Bananen oder Mangos: 100 g) gönnen.

Tagesplan 2 – vegetarisch

Morgens:		8,9 Fettpunkte
Vollkornbrot mit Ei		
100 g	Tomaten	0
50 g	Salatgurke	0
1	Ei (Gr. L)	6,7
1	Eiweiß	0,1
80 g	Vollkornbrot (2 Scheiben)	2,0
50 g	Kräuterfrischkäse (0,2 % Fett)	0,1
Die Tomaten und die Gurke waschen und in Scheiben schneiden. 1 EL Mineralwasser in einer Pfanne erhitzen, das Ei und das Eiweiß hineingeben. Rühren und mit Salz und Pfeffer würzen. Das Brot mit dem Frischkäse bestreichen, die Tomaten und Gurke darauf verteilen, dann das Rührei dazugeben.		
Mittags oder abends:		11,3 Fettpunkte
Linsengemüse mit Curry (S. 210)		
Snacks:		2,6 Fettpunkte
Vanille-Quarkspeise de luxe (S. 229)		
1 Becher Tee oder Kaffee		
Mittags oder abends:		4,1 Fettpunkte
50 g	Harzer-Käse-Creme (S. 199)	1,0
1	Weltmeisterbrötchen (ca. 70 g)	3,1
Gesamt:		26,9 Fettpunkte

Hinweise:

- Weitere 3,1 bis 8,1 Fettpunkte zur freien Verfügung.
- Mindestens 2 Liter trinken.
- Zusätzlich kannst Du Dir eine Portion Obst (150 g, von Bananen oder Mangos: 100 g) gönnen.

Tagesplan 3 – vegetarisch

Morgens:		7,9 Fettpunkte
Quarkbrot mit Ei		
80 g	Vollkornbrot (2 Scheiben)	2,0
100 g	Quark (0,3 % Fett)	0,3
30 g	Radieschen	0
1	Ei (Gr. M)	5,6
Die Brotscheiben mit dem Quark bestreichen. Die Radieschen waschen, putzen und in dünne Scheiben schneiden. (Alternativ: Paprika, Gurke, Tomate.) Auf dem Quark verteilen und mit Salz und Pfeffer würzen. Das Ei mit 1 TL Milch verquirlen. 1 bis 2 TL Mineralwasser in einer Pfanne erhitzen, die Eimasse hineingeben, salzen und stocken lassen und zum Brot genießen.		
Mittags oder abends:		10,4 Fettpunkte
Rosenkohl-Pfanne mit Nudeln (S. 213)		
Snacks:		3,3 Fettpunkte
3	Schoko-Birnen-Kugeln (S. 225)	3,3
1	Becher Tee oder Kaffee	0
Mittags oder abends:		8,5 Fettpunkte
Scampi-Spargel-Salat (S. 184)		
Gesamt:		30,1 Fettpunkte

Hinweise:

- Bei Bedarf sind weitere 4,9 Fettpunkte möglich.
- Mindestens 2 Liter trinken.
- Zusätzlich kannst Du Dir eine Portion Obst (150 g, von Bananen oder Mangos: 100 g) gönnen.

Tagesplan 4 – vegetarisch

Morgens:		1,8 Fettpunkte
Porridge mit Fruchtjoghurt		
30 g	Dinkelflocken	0,8
75 ml	Milch (0,3 % Fett)	0,2
150 g	Beeren nach Wahl (TK od. frisch)	0
50 g	Joghurt (1,5 % Fett)	0,8
2 TL	Agavendicksaft	0
1 TL	Zitronensaft	0
Die Dinkelflocken mit einer Prise Salz, 250 ml Wasser und der Milch aufkochen. Dann 10 Minuten unter Rühren bei geringer Hitze quellen lassen. Die Beeren, falls verwendet, waschen, putzen und dann pürieren. Den Joghurt unterrühren, mit Zitronensaft, Erythrit oder Zucker abschmecken und zum Porridge servieren.		
Mittags oder abends:		**11,4 Fettpunkte**
Blumenkohl-Wings (S. 206)		1,4
Eis nach Wahl (bis zu 10 FP)		10
Snacks:		**7,4 Fettpunkte**
Käsebrot		
40 g	Vollkornbrot (1 Scheibe)	1,0
30 g	Käse (16 % Fett)	4,8
20 g	Frischkäse (0,2 % Fett)	0,2
240 ml	Milchkaffee (1,5 %)	1,4
Mittags oder abends:		**6 Fettpunkte**
Ofengemüse (S. 211)		ca. 5,0
Aufstrich (nach Wahl; siehe entsprechendes Kapitel)		ca. 1,0
Gesamt:		**26,6 Fettpunkte**

Hinweise:

- Weitere 3,4 bis 8,4 Fettpunkte zur freien Verfügung.
- Mindestens 2 Liter trinken.
- Zusätzlich kannst Du Dir eine Portion Obst (150 g, von Bananen oder Mangos: 100 g) gönnen.

Tagesplan 5 – vegetarisch

Morgens:		**9,4 Fettpunkte**
Obstsalat		
180 g	Äpfel	0
200 g	Birnen	0
170 g	Orangen	0
15 g	Walnüsse	9,4
2 TL	Honig	0
Die Äpfel und Birnen waschen, vierteln, entkernen und in kleine Stücke schneiden. Die Orangen schälen und klein schneiden. Die Nüsse klein hacken. Alles vermischen und den Honig darübergeben.		
Mittags oder abends:		**9,3 Fettpunkte**
Wildlachs auf Dinkelnudeln (S. 186)		9,3
Snacks:		**6 Fettpunkte**
Obstjoghurt		
200 g	Joghurt (1,5 % Fett)	3
100 g	Obst	0
200 ml	Cappuccino (mit Milch, 1,5 % Fett)	3
Mittags oder abends:		**2,8 Fettpunkte**
Pastinaken-Karotten-Suppe (S. 193)		2,8
Gesamt:		**27,5 Fettpunkte**

Hinweise:

- Weitere 2,5 bis 7,5 Fettpunkte zur freien Verfügung.
- Mindestens 2 Liter trinken.
- Zusätzlich kannst Du Dir eine Portion Obst (150 g, von Bananen oder Mangos: 100 g) gönnen.

Tagesplan 6 – vegetarisch

Morgens:		**5 Fettpunkte**
Haferfrühstück		
30 g	Haferflocken	2,0
200 ml	Milch (1,5 % Fett)	3,0
2 TL	Honig	0
100 g	Obst	0
Die Haferflocken mit einer Prise Salz und dem Honig in der Milch unter ständigem Rühren aufkochen. Einige Minuten ziehen lassen. Dann das klein geschnittene Obst und etwas Zimt darauf verteilen.		
Mittags oder abends:		**9,5 Fettpunkte**
Süßkartoffel-Ecken mit Dip (S. 215)		
Snacks:		**6,1 Fettpunkte**
2 Stücke	Apfelkuchen (S. 219)	2,0
280 ml	Latte macchiato (Milch mit 1,5 % Fett)	4,1
Mittags oder abends:		**6,6 Fettpunkte**
Gurken-Kartoffel-Salat (S. 196)		4,6
2 Scheiben Toast		2,0
Gesamt:		**27,2 Fettpunkte**

Hinweise:

- Weitere 2,8 bis 7,8 Fettpunkte zur freien Verfügung.
- Mindestens 2 Liter trinken.
- Zusätzlich kannst Du Dir eine Portion Obst (150 g, von Bananen oder Mangos: 100 g) gönnen.

Tagesplan 7: Chaostag (Tipps Teil 2)
Heute darf wieder geschlemmt werden. Trotzdem solltest Du darauf achten, **ausreichend Flüssigkeit** zu Dir zu nehmen: 2 Liter (besser mehr) sind zur Unterstützung des Stoffwechsels ideal. (Falls jedoch der Arzt aus gesundheitlichen Gründen etwas anderes empfiehlt, dann halte bitte diese Vorgabe ein.)

Was kann ich – außer Wasser – trinken?

- »Wasservariationen« (aromatisiertes Wasser); (Wasser mit Mineralwasser, Eiswürfeln und Limettenscheiben; Wasser mit Brausetablette – Vitamin C zum Beispiel; Wasser mit Zitronensaft oder Limette);
- Schorle (Wasser mit Saft nach Wahl [bis zu 10 % Fruchtgehalt]);
- Tomatensaft bzw. allgemein Gemüsesaft oder auch Smoothies (ohne Zucker);
- Tee in allen Variationen, aber ohne Zucker;
- Kaffee schwarz oder mit fettarmer Milch ohne Zucker;
- Espresso (ohne Zucker);
- Brühe;
- Light-Getränke (nur ab und zu; Sorten mit bis zu 10 kcal auf 100 ml oder mit Wasser gemischt);
- Buttermilch oder Molke ohne Fruchtzusatz;
- Brühe oder Suppe (auch diese kann auf die tägliche Trinkmenge angerechnet werden);
- Alkoholfreies Bier/Sekt/Wein/Radler (nur ab und zu).

Aromatisiertes Wasser – ein Beispielrezept:

Erdbeer-Basilikum-Wasser	
10	Basilikumblätter
150 g	Erdbeeren
½	Biozitrone
1 l	Mineralwasser
Die Basilikumblätter waschen. Die Erdbeeren waschen, putzen und halbieren. Die Zitronenhälfte waschen und in Scheiben schneiden. Dann die Basilikumblätter, die Erdbeeren und die Zitronenscheiben in eine Karaffe geben und mit dem Mineralwasser auffüllen. Das Wasser kalt stellen und mindestens 4 Stunden ziehen lassen.	

Rezepte

Was Du vor der Zubereitung wissen solltest:

Die Fettpunkte werden in den Rezepten folgendermaßen angegeben:

- Am Anfang eines Rezepts stehen die Fettpunkte, die pro Portion zu berechnen sind. Das heißt: Ist ein Rezept zum Beispiel für zwei Personen gedacht, so wurde die Gesamtpunktzahl entsprechend durch zwei geteilt. Bei Dips und Co. entspricht eine Portion der Grammzahl, die dafür im Rezept angegeben ist. Bei Kuchen, Gebäck und Ähnlichem beziehen sich die Angaben auf jeweils ein Stück.
- In der Zutatenliste werden die Fettpunkte (FP) für die jeweiligen Lebensmittel angegeben sowie dann entsprechend die Summe für die Gesamtmenge. Das erleichtert es, die Rezepte zu variieren.
- Die in den Rezepten aufgeführten Zutaten sind nur Beispiele. Wenn Du bestimmte Lebensmittel nicht essen magst oder darfst, dann kannst Du sie weglassen oder gegen andere Lebensmittel austauschen.
- Die angegebenen Mengen von Kartoffeln, Gemüse und Salat kannst Du problemlos Deinen Bedürfnissen anpassen. Sind diese Beilagen mit Fett zubereitet, dann berechne die Fettpunkte bitte entsprechend neu.
- Bei Fleischgerichten kann das Fleisch auch weggelassen werden. Vegetarische Gerichte können auch durch Fisch, Geflügel, Schwein oder Rindfleisch ergänzt werden. Bitte berechne die Fettpunkte dann entsprechend neu.
- Wenn nicht anders angegeben, sind bei den Zwiebeln mittelgroße gemeint.

Fleisch

Geflügel

Fisch & Meeresfrüchte

Suppen

Bunte Bohnensuppe (für 2 Personen)
Fitness-Suppe (für 3 Personen)
Frische Suppe mit Pulled Pork (für 2 Personen)
Grüne Suppe mit Kürbiskernen (für 2 Personen)
Gulaschsuppe (für 4 Personen)
Hühnersuppe (für 4 Personen)
Pastinaken-Karotten-Suppe (für 2 Personen)
Petras Käse-Lauch-Suppe (für 2 Personen)

Salate

Frischer gemischter Salat (für 2 Personen)
Gurken-Kartoffel-Salat (für 2 Personen)
Rote-Bete-Salat (für 2 Personen)

Aufstriche

Forellenfilet-Aufstrich (8 Portionen)
Harzer-Käse-Creme (9 Portionen)
Hummus mit Curry (5 Portionen)
Hummus mit Roter Bete (5 Portionen)
Hummus mit Tomate (5 Portionen)
Karotten-Dip (5 Portionen)
Kräuteraufstrich (10 Portionen)
Obatzda light (20 Portionen)
Schafskäsecreme (15 Portionen)

Soßen

Vegetarische Gerichte

Kuchen & Gebäck

Nachtisch

Apfeltraum (für 2 Personen)
Gegrilltes Obst mit Eis (für 2 Personen)
Lieblingsobst (für 1 Person)
Prosecco mit Eis (für 1 Person)
Spekulatiuskrümel (für 1 Person)
Vanillequarkspeise de luxe (für 4 Personen)

Snacks

Brotfinger (20 Stück)
Flammkuchen-Brezel (für 2 Personen)
Gefüllte Champignons (für 2 Personen)
Gemüse-Obst-Smoothie (für 1 Person)
Gemüsepommes mit Dip (für 2 Personen)
Karotten-Dippers (25 Stück)
Kürbistaler (für 3 Personen)
Protinella vom Blech (für 2 Personen)
Nudelchips (10 Portionen)

10,8 Fettpunkte

Flammkuchen

Für 4 Personen

Zutaten:

		FP
Teig		
400 g	Dinkelmehl (Type 630)	4,8
250 ml	lauwarmes Wasser	
2 EL	Öl	18,4
1½ TL	Kräutersalz	
20 g	frische Hefe	0,4
Belag		
50 g	Reibekäse light (14 % Fett)	7,0
200 g	Schinkenwürfel (2 % Fett)	4,0
1	Gemüsezwiebel	
1	Ei	6,2
250 g	Magerquark (0,3 % Fett)	0,8
		43,2

Zubereitung

1

Die Hefe in 250 ml lauwarmem Wasser auflösen und mit dem Mehl, dem Öl und dem Kräutersalz zu einem glatten Teig verkneten. Diesen rund 30 Minuten an einem warmen Ort zugedeckt gehen lassen. Den Backofen auf 225 °C (Ober-/Unterhitze) vorheizen.

2

Den Teig auf einem mit Backpapier ausgelegten Blech ausrollen. Die Zwiebel schälen und klein hacken. Mit dem Quark und den Schinkenwürfeln vermengen. Mit Salz und Pfeffer abschmecken.

3

Die Quarkmischung auf dem Teig verteilen. Den Backofen auf 200 °C herunterschalten. Das Blech auf der mittleren Schiene in den Ofen schieben und den Flammkuchen rund 25 Minuten backen.

Dazu passt Feldsalat mit Vinaigrette (extra berechnen) und gehackten getrockneten Datteln.

1 2 3 4 5 6 7 8 9 10 11 12 13 **12,7 Fettpunkte**

GEMÜSESALAT MIT TATAR

Zubereitung

1

Die Kartoffeln 20 Minuten kochen, abkühlen lassen, pellen und in Scheiben schneiden.

2

Das Tatar im Öl krümelig anbraten und mit Paprika, Salz und Pfeffer würzen.

3

Den Mais und die Kidneybohnen gründlich abspülen und abtropfen lassen. Den Käse in kleine Würfel schneiden. Dann die Pilze putzen und in Scheiben schneiden. Den Brokkoli waschen, putzen, in kleine Röschen zerteilen und 4 Minuten in kochendem Salzwasser blanchieren. Abtropfen und abkühlen lassen.

4

Die Kartoffeln mit dem Gemüse und dem Tatar vorsichtig vermengen. Den Ketchup mit der Salatcreme verrühren, mit Salz und Pfeffer abschmecken und vorsichtig unter den Gemüsesalat heben. Bei Bedarf mit etwas Milch die Konsistenz der Soße anpassen.

Für 2 Personen

Zutaten:

		FP
300 g	Kartoffeln	
100 g	Tatar	3,0
1 TL	Öl	4,6
½ TL	Paprikapulver	
	Salz, Pfeffer	
150 g	Mais	1,8
150 g	Kidneybohnen	
50 g	Gouda (17 % Fett)	8,5
100 g	Champignons	
100 g	Brokkoli	
1 EL	Tomatenketchup	
70 g	Salatcreme (10 % Fett)	7,4
		25,3

10,1 Fettpunkte

Geschmortes Rindfleisch mit Bandnudeln

Für 2 Personen

Zutaten:

		FP
200 g	Bandnudeln	5,6
200 g	mageres Rindfleisch	5,2
3	Zwiebeln	
1	Knoblauchzehe	
150 g	Knollensellerie	
150 g	Lauch	
1 EL	Öl	9,2
	Salz, Pfeffer, Curry, Paprikapulver edelsüß	
200 ml	Fleisch- oder Gemüsebrühe	0,2
1 EL	mittelscharfer Senf	
		20,2

Zubereitung

1

Die Nudeln nach Packungsangabe in Salzwasser bissfest kochen. Abgießen.

2

Das Fleisch abspülen, trocken tupfen und in mundgerechte Stücke zerteilen. Die Zwiebeln und den Knoblauch schälen und klein hacken. Den Sellerie schälen und in kleine Stücke schneiden. Den Lauch der Länge nach aufschneiden, gründlich unter fließendem kaltem Wasser waschen und in dünne Ringe schneiden.

3

Das Öl erhitzen. Die Zwiebeln und den Knoblauch andünsten. Das Fleisch dazugeben, anbraten und mit Salz, Pfeffer, Curry und Paprikapulver würzen. Das Gemüse hinzufügen, andünsten und mit Brühe aufgießen. Den Senf unterrühren. Abdecken und etwa 45 Minuten schmoren lassen.

1 2 3 4 5 6 7 8 **8,4 Fettpunkte**

Geschnetzeltes vom Schwein

Zubereitung

1
Die Schweinelende waschen, trocken tupfen und in Streifen schneiden. Die Zwiebeln und den Knoblauch schälen und klein hacken. Die Karotten waschen, putzen und in feine Stifte hobeln. Den Staudensellerie waschen, je nach Stärke eventuell die Fäden ziehen und in sehr feine Stücke schneiden.

2
Das Öl erhitzen und das Fleisch darin scharf anbraten. Die Temperatur reduzieren, die Zwiebeln und den Knoblauch dazugeben und glasig dünsten.

3
Die Karottenstreifen und die Selleriestücke zugeben und mitdünsten. Das Tomatenmark einrühren, die Mischung mit Brühe ablöschen und etwas köcheln lassen, bis alles gar ist. Zum Schluss mit Salz und Pfeffer abschmecken.

Dazu passen Salzkartoffeln.

Für 4 Personen

Zutaten:

		FP
750 g	Schweinelende (mager)	15,0
1	Knoblauchzehe	
2	kleine Zwiebeln	
350 g	Karotten	
100 g	Staudensellerie	
2 EL	Öl	18,4
	Salz, Pfeffer	
3 EL	Tomatenmark	
200 ml	Fleischbrühe (Würfel oder gekörnt)	
	Petersilie	
		33,4

(1)(2)(3)(4)(5)(6)(7)(8)(9)(10) **9,5 Fettpunkte**

MINI-FRIKADELLEN MIT GEMÜSE

Für 2 Personen

Zutaten:

		FP
1	Gemüsezwiebel	
250 g	Tatar	7,5
2 EL	Haferflocken	1,5
1	Eiweiß	0,1
½ TL	Paprikapulver	
½ TL	Kurkuma	
1 TL	Öl	4,6
1	rote Paprika	
½	Brokkoli(300 g)	
150 ml	heiße Gemüsebrühe	0,2
50 g	saure Sahne (10 % Fett)	5,0
	Salz, Pfeffer	
		18,9

Zubereitung

1

Die Zwiebel schälen und klein hacken. Das Tatar mit der Hälfte der Zwiebelwürfel, den Haferflocken, dem Eiweiß und den Gewürzen verkneten. Mit Salz und Pfeffer abschmecken, dann aus der Masse kleine Frikadellen formen.

2

Das Öl erhitzen. Die Frikadellen von allen Seiten in einer beschichteten Pfanne braten, herausnehmen, auf einen Teller legen, abdecken und warm stellen.

3

Die Paprika waschen, entkernen und in kleine Würfel schneiden. Den Brokkoli waschen und in mundgerechte Stücke teilen. Das Gemüse und den Rest der Zwiebelwürfel in die Pfanne geben und anbraten. Dann die Brühe darübergießen und köcheln lassen, das Gemüse sollte noch Biss haben. Schließlich die saure Sahne unterrühren. Mit Salz und Pfeffer abschmecken. Die Frikadellen daneben anrichten.

Dazu passt Kartoffelpüree.
(Bei Fettzugabe: extra berechnen.)

1 2 3 4 **4,3 Fettpunkte**

Schnelles Chili con Carne

Zubereitung

1
Die Zwiebel schälen und klein hacken. Die Kidneybohnen abgießen und gründlich abspülen. Den Mais und die Champignons abgießen. (Bei frischen Champignons: putzen und in Scheiben schneiden.)

2
Das Öl in einem großen Topf erhitzen und die Zwiebel darin andünsten. Das Tatar dazugeben und krümelig anbraten. Die passierten Tomaten und die Chilibohnen hinzufügen und unter Rühren erhitzen. Dann die Kidneybohnen, den Mais und die Champignons unterrühren und alles 15 Minuten köcheln lassen. Mit Salz abschmecken.

Für 4 Personen

Zutaten:

		FP
1	Zwiebel	
1 Dose	Kidneybohnen (250 g)	
1 Dose	Mais (285 g)	3,4
1 Dose	Champignons oder frisch (170 g)	
1 TL	Öl	4,6
300 g	Tatar	9,0
1 Dose	Chilibohnen (400 g)	
500 g	passierte Tomaten	
	Salz	
		17,0

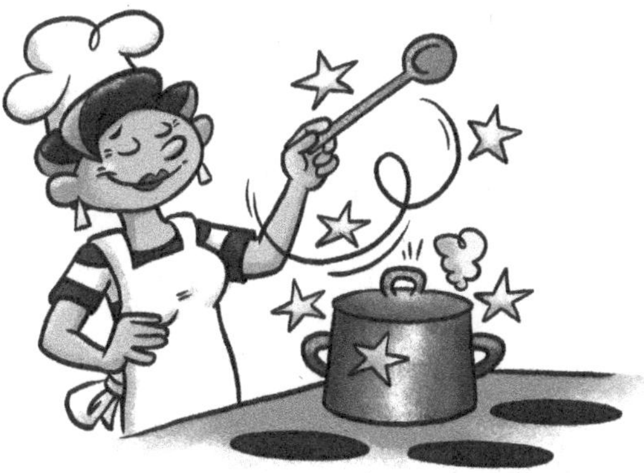

10 Fettpunkte

Senf-Rahm-Geschnetzeltes

Für 2 Personen

Zutaten:

		FP
220 g	Schnitzelfleisch vom Schwein	7,7
1	große Zwiebel	
1 EL	Öl	9,2
40 g	mittelscharfer Senf	
	Brühe, Salz, Pfeffer	0,2
1 TL	Mehl	0,1
1 TL	Thymian (frisch oder TK)	
1 TL	Biozitronenschalenabrieb	
60 g	Sojasahne light (4,7 % Fett)	2,8
1 Prise	Zucker	
		20,0

Zubereitung

1

Die Zwiebel schälen und in große Streifen schneiden. Das Öl erhitzen und die Zwiebelstücke darin anbraten. Das Fleisch salzen, pfeffern, in Streifen schneiden und mit den Zwiebeln anbraten.

2

Wenn alles Farbe angenommen hat, das Mehl darüberstreuen und mit 250 bis 300 ml Wasser aufgießen. 5 Minuten köcheln lassen.

3

Den Senf klümpchenfrei einrühren. Thymian und Zitronenabrieb einrühren und mit gekörnter Brühe, Salz, Pfeffer und Zucker abschmecken. Die Sojasahne einrühren und abschmecken.

Dazu passen Kartoffeln, Reis oder Spätzle (extra berechnen).

Alternativ zur Sojasahne Kondensmilch (4 % Fett) verwenden.

(1)(2)(3)(4)(5)(6)(7)(8)(9)(10)(11)(12)(13) **12,5 Fettpunkte**

Spitzkohlauflauf

Zubereitung

1

Den Backofen auf 190 °C Umluft (210 °C Ober-/Unterhitze) vorheizen. Die Zwiebeln schälen und fein würfeln. Die Kartoffeln waschen, schälen und in Scheiben schneiden. Den Spitzkohl waschen, putzen und klein raspeln.

2

Das Fleisch waschen, abtupfen und in feine Streifen schneiden. Das Öl erhitzen und die Fleischstreifen rundherum braun anbraten. Die Zwiebeln und die Schinkenwürfel hinzufügen und mitbraten, bis das Fleisch gar ist.

3

Alles in eine Auflaufform füllen. Mit Salz und Pfeffer würzen. Die Kartoffelscheiben auf dem Fleisch verteilen, dann den Spitzkohl darübergeben. Die Brühe mit dem Frischkäse vermengen und über den Auflauf gießen. Abgedeckt im Backofen für 1,5 bis 2 Stunden garen.

Für 2 Personen

Zutaten:

		FP
600 g	Spitzkohl	
300 g	Rouladenfleisch vom Rind	5,4
1–2	kleine Zwiebeln	
200 g	Kartoffeln	
1 EL	Öl	9,2
100 g	Schinkenwürfel (2 % Fett)	2,0
300 ml	Rinderbrühe (instant)	0,3
100 g	Kräuterfrischkäse (8 % Fett)	8,0
		24,9

1 2 3 4 5 6 7 8 9 10 11 12 13 **13,4 Fettpunkte**

Reisauflauf mit Schinken

Für 2 Personen

Zutaten:

		FP
120 g	Naturreis (roh)	2,9
150 g	Kohlrabi	
150 g	Lauch	
1 Dose	geschälte Tomaten (ca. 400 g)	
100 g	gekochter Schinken (3 % Fett)	3,0
2	Eier	12,8
1 EL	Tomatenmark	
50 g	Reibekäse (16 % Fett)	8,0
	Salz, Pfeffer, Curry, Paprikapulver (mild)	
		26,7

Zubereitung

1

Den Backofen auf 220 °C Ober-/Unterhitze (Umluft 200 °C) vorheizen. Den Reis nach Packungsangabe garen, abgießen und abkühlen lassen.

2

Den Kohlrabi schälen und in kleine Stücke schneiden. Den Lauch putzen, waschen und in dünne Ringe schneiden. Beides in ein wenig Salzwasser rund 10 Minuten garen.

3

Den Schinken in Würfel schneiden. Zusammen mit dem Reis, dem Kohlrabi und dem Lauch mit den Dosentomaten vermischen.

4

Die Eier mit dem Tomatenmark verrühren und zusammen mit dem Käse und dem Gemüse unter den Reis mengen.

5

Die Masse in eine Auflaufform füllen und dann für 30 bis 40 Minuten offen backen.

① ② ③ ④ ⑤ **4,8 Fettpunkte**

Bunte Bowl

Zubereitung

1

Zunächst das Dressing zubereiten: Alle Zutaten (gegebenenfalls mit etwas Wasser) in ein Gefäß mit Deckel (Schraubglas) füllen, kräftig schütteln.

2

Die Nudeln in Salzwasser 8 Minuten bissfest kochen und abgießen.

3

Die Putenbrust abspülen, trocken tupfen, mit Salz und Pfeffer würzen. In Streifen schneiden, im Öl braten.

4

Die Rote Bete in kleine Würfel schneiden. Die Karotte waschen, schälen, klein schneiden. Die Salatgurke waschen und klein schneiden. Die Tomaten waschen und halbieren. Die Paprika putzen, waschen, dann würfeln. Die Frühlingszwiebel putzen, schälen und in dünne Ringe schneiden.

5

Die Nudeln auf zwei Schalen verteilen, das Gemüse auf die Nudeln geben. Das Fleisch darauflegen. Das Dressing dazu reichen.

Für 2 Personen

Zutaten:

Salat

		FP
120 g	kleine Nudeln (roh)	1,5
100 g	Putenbrust	2,0
1 TL	Öl	4,6
1	Rote Bete vorgegart	
1	Karotte	
1	Frühlingszwiebel	
⅓	Salatgurke	
5	Cocktailtomaten	
1	gelbe Paprika	
2 EL	Edamame-Bohnen (TK)	1,4
	Salz, Pfeffer	

Dressing

1	Limette (Saft)	
	Sojasoße (nach Belieben)	
1 TL	Ingwer, frisch gerieben	
1 TL	Biozitronenabrieb	
1 EL	Aprikosenmarmelade	
1 TL	Honig oder Dattelsirup	
		9,5

①②③④⑤⑥⑦⑧ **7,9 Fettpunkte**

Couscous-Pfanne

Für 2 Personen

Zutaten:

		FP
100 g	Couscous	2,4
150 ml	heiße Gemüsebrühe	0,2
100 g	zarte Blattspinatblätter	
2	Paprikaschoten (rot und gelb)	
1	Karotte	
1	Pastinake	
1 EL	Rapsöl	9,2
200 g	Hähnchenbrustfilet	4,0
½ TL	Kreuzkümmel	
½ TL	Kurkuma	
½ TL	Paprikapulver	
1 TL	Zitronensaft	
	Salz, Pfeffer, Sojasoße	
		15,8

Zubereitung

1

Den Couscous mit der Gemüsebrühe übergießen und 5 Minuten ziehen lassen.

2

Den Spinat waschen und trocken tupfen. Die Paprikaschoten waschen, putzen und in Würfel schneiden. Die Karotte und die Pastinake waschen, schälen und in dünne Scheiben schneiden.

3

Das Hähnchenbrustfilet abspülen, trocken tupfen und im Öl von beiden Seiten durchbraten. Aus der Pfanne nehmen und warm stellen.

4

In derselben Pfanne die Paprika-, Karotten- und Pastinakenstücke anbraten, sie sollten noch Biss haben. Die Gewürze und den Zitronensaft unterrühren, dann mit Salz, Pfeffer und Sojasoße abschmecken. Den Couscous dazugeben. Eventuell etwas Wasser angießen. Die Spinatblätter unterheben und das Fleisch darauflegen.

1 2 3 4 5 6 7 8 **8,3 Fettpunkte**

HÄHNCHEN MIT ZARTWEIZEN UND GEMÜSE

Zubereitung

1

Den Zartweizen (auch »Weizenreis«) nach Packungsangabe garen. Das Hähnchenfleisch abspülen, trocken tupfen und in dünne Streifen schneiden. Die Karotten und den Kohlrabi waschen, schälen und in kleine Stücke schneiden. Die Zwiebel schälen und klein hacken.

2

Das Öl erhitzen und das Fleisch darin anbraten. Die Zwiebel, die Karotten, die Erbsen und den Kohlrabi dazugeben und einige Minuten andünsten. Mit Brühe aufgießen und köcheln lassen, das Gemüse sollte noch Biss haben. Die Kochsahne unter das Gemüse rühren. Mit Salz und Pfeffer abschmecken. Zum Schluss den gegarten Zartweizen untermischen..

Für 2 Personen

Zutaten:

		FP
100 g	Zartweizen	0,8
200 g	Hähnchenbrustfilet	3,0
2	kleine Karotten	
1	kleiner Kohlrabi	
1	kleine Zwiebel	
1 EL	Öl	9,2
100 g	Erbsen (TK)	
100 ml	Gemüsebrühe	0,1
50 ml	Kochsahne (7 % Fett)	3,5
	Salz, Pfeffer	
		16,6

Variieren lässt sich das Gericht mit Reis anstelle des Zartweizens oder mit Kondensmilch (mit 4 % oder 7,5 % Fett) statt der Kochsahne.

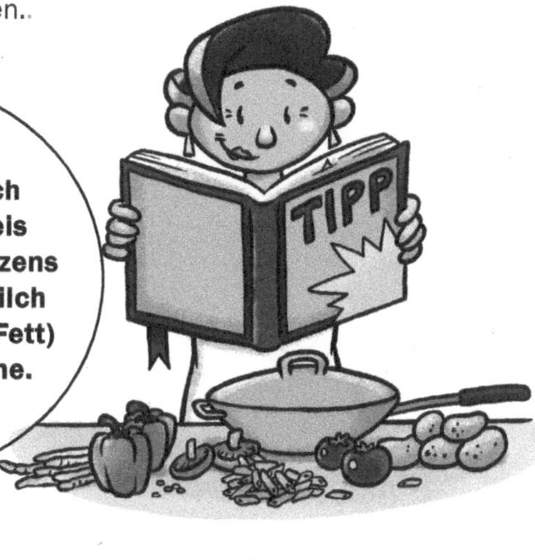

10,4 Fettpunkte

Herzhafte Filoteig-Röllchen

Für 2 Personen

Zutaten:

		FP
300 g	Filoteig (bis 1 % Fett auf 100 g)	3,0
1	Zwiebel	
1	Knoblauchzehe	
2	Paprikaschoten (rot und gelb)	
200 g	Champignons	
300 g	Hähnchenbrustfilet	5,1
1 TL	Kokosöl	4,6
1–2 EL	Currypulver	
2 EL	Tomatenmark	
50 g	Gratinkäse (16 % Fett)	8,0
1 EL	Milch (1,5 % Fett)	0,1
	Salz, Pfeffer	
		20,8

Zubereitung

1

Den Backofen auf 200 °C Umluft (220 °C Ober-/Unterhitze) vorheizen. Die Zwiebel und den Knoblauch schälen und klein hacken. Die Paprikaschoten waschen, putzen und in mundgerechte Stücke schneiden. Die Champignons putzen und in Scheiben schneiden. Das Hähnchenfleisch abspülen, trocken tupfen und in Würfel schneiden.

2

Die Zwiebelstücke und den Knoblauch im Öl andünsten. Das Fleisch, die Paprika und die Champignons dazugeben. Das Currypulver unterrühren und alles 10 Minuten köcheln lassen. Dann das Tomatenmark einrühren. Mit Salz und Pfeffer abschmecken.

3

Den Filoteig auf ein mit Backpapier ausgelegtes Backblech legen. Die Füllung gleichmäßig darauf verteilen. Käse darüberstreuen. Die belegte Teigplatte von der Schmalseite her fest zusammenrollen und mit Milch bestreichen. Im Ofen auf der Mittelschiene 15 bis 20 Minuten backen.

1 2 3 4 5 6 7 **6,8 Fettpunkte**

Pute mit Gemüsenudeln

Zubereitung

1

Die Nudeln in Salzwasser für 6 bis 8 Minuten bissfest kochen und dann abgießen. Die Süßkartoffel waschen, schälen und in kleine Würfel schneiden. Die Tomate waschen und würfeln. Den Brokkoli abspülen, putzen und zerteilen.

2

Das Putenfleisch abspülen, trocken tupfen und in Würfel schneiden. Das Öl erhitzen, das Fleisch kurz darin anbraten und dann bei geschlossenem Deckel garen, bis es eine leichte Bräune aufweist. Die Pfanne beiseitestellen.

3

Die Kartoffel, die Tomate, den Brokkoli, die Erbsen und Karotten in der Gemüsebrühe für rund 5 Minuten auf kleiner Flamme köcheln.

4

Den Balsamico mit Honig und Senf verrühren und zum Putenfleisch geben. Gut vermischen. Dann die Nudeln und das Gemüse hinzufügen, alles vermengen und auf kleiner Flamme erwärmen.

Für 2 Personen

Zutaten:

		FP
100 g	Nudeln (roh)	1,5
1	kleine Süßkartoffel	
1	Fleischtomate	
200 g	Brokkoli (TK)	
200 g	Putenschnitzel	2,6
200 g	Erbsen und Karotten (TK)	
200 ml	Gemüsebrühe	0,2
1 EL	Balsamicoessig	
1 TL	Honig	
1 TL	Senf	
1 EL	Öl	9,2
		13,5

5,1 Fettpunkte

Römersalat mit Mango

Für 2 Personen

Zutaten:

		FP
1	Mango	
1	Römersalat-Herz	
200 g	Putenbrust	4,0
1 TL	Sojasoße	
140 g	Mais (kleine Dose)	1,6
1	Schalotte	
1 TL	Öl	4,6
1 TL	Apfelessig	
1 Bund	Basilikum	
1 EL	gehackte Petersilie	
	Salz, Pfeffer	
		10,2

Zubereitung

1

Die Mango abwaschen, schälen und in kleine Würfel schneiden. Den Salat putzen, abspülen, trocken tupfen und klein schneiden.

2

Die Putenbrust abspülen, trocken tupfen, mit Sojasoße bestreichen und im Ganzen fettfrei in einer beschichteten Pfanne braten (eventuell 1 bis 2 TL Mineralwasser dazugeben). Das Fleisch aus der Pfanne nehmen, warm halten und erst kurz vor dem Servieren in mundgerechte Stücke schneiden.

3

Den Mais abgießen. Die Schalotte schälen und klein hacken. Salat, Mais und Schalottenstückchen vermischen.

4

Das Basilikum abspülen, trocken tupfen und zerkleinern. Öl, Essig, Basilikum und Petersilie vermengen. Mit Salz und Pfeffer abschmecken und über die Salatmischung geben. Dann den Salat mit den Mango- und den Putenstücken garnieren.

Dazu passt Baguette (extra berechnen).

1 2 3 4 5 6 7 8 9 10 **10 Fettpunkte**

Schnelle Wrap-Pizza

Zubereitung

1

Den Backofen auf 200 °C Umluft (220 °C Ober-/Unterhitze) vorheizen.

2

Die passierten Tomaten mit dem Kräuterfrischkäse verrühren und die Mischung mit Salz und Pfeffer abschmecken.

3

Den Aufschnitt in kleine Stücke schneiden. Die Paprika waschen, putzen und in kleine Würfel schneiden.

3

Beide Wraps zu gleichen Teilen mit der Tomatensoße bestreichen, dann mit den Paprikawürfeln und den Putenbrustwürfeln belegen. Zum Schluss mit jeweils 40 g Käse bestreuen. Die Wraps im Ofen rund 10 Minuten überbacken, bis der Käse goldgelb ist.

Dazu schmeckt ein frischer Salat oder Rohkost.

Für 2 Personen

Zutaten:

		FP
2	Wraps (Maisfladen) à 62 g	9,0
100 ml	passierte Tomaten	
30 g	Kräuterfrischkäse (0,2 % Fett)	0,1
100 g	Putenbrustaufschnitt (2 % Fett)	2,0
1	rote Paprika	
80 g	Pizzakäse light (11 % Fett)	8,8
	Salz, Pfeffer	
		19,9

①②③④⑤⑥ **5,7 Fettpunkte**

Cremige Gurkensuppe mit Garnelen

Für 3 Personen

Zutaten:

		FP
225 g	Garnelen	3,2
200 g	Cherrytomaten	
800 g	Salatgurke (Bio)	
100 g	Zwiebel	
1	Knoblauchzehe	
	Petersilie (nach Belieben)	
125 ml	Kochsahne (7 % Fett)	8,8
500 ml	Gemüsebrühe	0,5
1 TL	Öl	4,6
	Salz, Pfeffer	
	Currypulver	
		17,1

Zubereitung

1

Die Tomaten waschen und halbieren. Die Gurke waschen und in kleine Würfel schneiden. Die Zwiebel schälen und klein hacken. Die Knoblauchzehe abziehen und klein hacken. Die Petersilie abspülen, trocken tupfen und zerzupfen. 100 g Gurkenwürfel zur Seite legen.

2

Die restlichen Gurkenstückchen, die Zwiebel und den Knoblauch im Öl anbraten. Dann die Gemüsebrühe angießen und alles rund 30 Minuten kochen. Anschließend mit dem Stabmixer pürieren.

3

Die Tomaten, das Currypulver und die Kochsahne dazugeben. Mit Salz und Pfeffer abschmecken. Schließlich die Garnelen unterheben. Die Suppe kurz aufkochen lassen und zum Schluss die Petersilie und die Gurkenstücke darüberstreuen.

Statt Kochsahne kann auch Kondensmilch (mit 4 % oder 7,5 % Fett) verwendet werden.

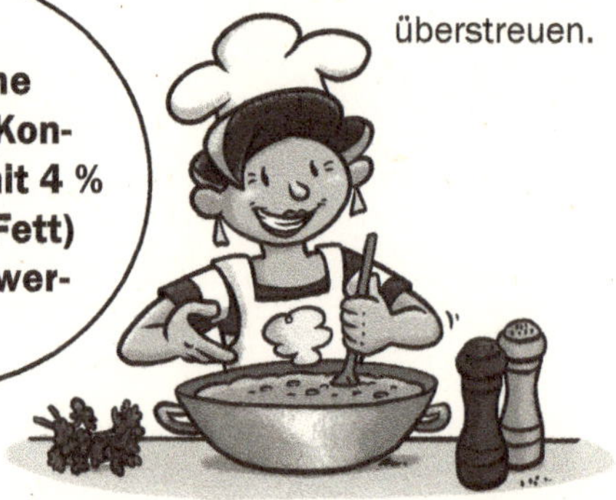

① ② ③ ④ ⑤ ⑥ **6,3 Fettpunkte**

Fischsuppe

Zubereitung

1

Die Zwiebel schälen und sehr fein hacken. Den Sellerie und die Karotten waschen, schälen und in feine Würfel schneiden. Den Lauch der Länge nach einschneiden, gründlich waschen und in dünne Ringe schneiden. Die Tomaten waschen und in sehr kleine Würfel schneiden.

2

Das Öl erhitzen und die Zwiebeln darin glasig dünsten. Das restliche Gemüse hinzufügen und mitdünsten. Das Currypulver einrühren und das Gemüse mit Salz und Pfeffer abschmecken. Mit der Brühe ablöschen und dann 10 bis 15 Minuten köcheln lassen.

3

Das Fischfilet waschen, trocken tupfen, in 5 cm große Stücke schneiden und zur Suppe geben. Bei milder Hitze 5 bis 7 Minuten ziehen lassen. Dann mit Zitronensaft und Salz abschmecken. Zum Schluss die Kochsahne einrühren.

Für 4 Personen

Zutaten:

		FP
1	Zwiebel	
50 g	Knollensellerie	
250 g	Karotten	
50 g	Lauch	
150 g	Cherrytomaten	
2 EL	Öl	18,4
1 TL	Currypulver	
	Salz, Pfeffer, Zitronensaft	
900 ml	Gemüsebrühe	0,9
500 g	Kabeljaufilet	3,0
40 ml	Kochsahne (7 % Fett)	2,8
		25,1

8,5 Fettpunkte

Scampi-Spargel-Salat

Für 2 Personen

Zutaten:

		FP
Salat		
150 g	Scampi	1,7
1	Knoblauchzehe	
1 TL	Öl	4,6
200 g	Spargel (je nach Saison: frisch, TK oder Glas)	
25 g	schwarze Oliven, entsteint, halbiert	3,3
150 g	Dinkelnudeln	2,6
100 g	Cherrytomaten	
50 g	Fetakäse (9 % Fett)	4,5
	Salz	
Dressing		
50 ml	süße Chilisoße	0,2
1 EL	Zitronensaft	
2 EL	Spargelwasser	
	frischer Dill (nach Belieben)	
		16,9

Zubereitung

1

Für den Salat die Knoblauchzehe abziehen und durch eine Presse drücken. Das Öl erhitzen und die Scampi mit dem Knoblauch braten, bei Bedarf salzen. Den Spargel (falls notwendig) waschen und schälen, dann in kleine Stücke schneiden. Die halbierten Oliven zugeben.

2

Die Nudeln nach Packungsangabe in Salzwasser bissfest kochen. Die Tomaten waschen und halbieren. Den Fetakäse in kleine Würfel schneiden. Die Zutaten vermengen.

3

Für das Dressing die Chilisoße mit dem Zitronensaft und dem Spargelwasser verrühren.
Mit Dill und Salz abrunden.

Je nach Geschmack können auch andere Meeresfrüchte verwendet werden.

3,7 Fettpunkte

Thunfischsalat

Zubereitung

1

Den Thunfisch abtropfen lassen, in etwas kleinere Stücke zerteilen und in eine Schüssel geben. Mit Zitronensaft beträufeln sowie mit Salz und Pfeffer würzen.

2

Die Tomaten waschen und vierteln. Die Schalotten schälen, klein hacken und mit den Tomaten zum Thunfisch geben. Alles gut vermischen. Den Mais und die Erbsen hinzufügen.
Die gekörnte Brühe darüberstreuen und vorsichtig unterheben.

3

Den Balsamico, das Öl und die Petersilie gut vermischen, mit Salz und Pfeffer abschmecken und dann unter den Salat heben. 30 Minuten durchziehen lassen.

Für 2 Personen

Zutaten:

		FP
1 Dose	Thunfisch (im eigenen Saft, 100–150 g)	0,7
1 TL	Zitronensaft	
350 g	Cocktailtomaten	
2	kleine Schalotten	
140 g	Gemüsemais (Dose oder vorzugsweise TK)	1,6
140 g	Erbsen (Dose oder vorzugsweise TK)	
1,5 TL	gekörnte Brühe	0,4
1 TL	Öl	4,6
1 TL	weißer Balsamicoessig	
	Salz, Pfeffer	
1 EL	gehackte Petersilie	
		7,3

1 2 3 4 5 6 7 8 9 **9,3 Fettpunkte**

Wildlachs auf Dinkelnudeln

Für 2 Personen

Zutaten:

		FP
300 g	Wildlachs (frisch oder TK)	5,4
250 g	Dinkelnudeln	4,3
150 ml	Gemüsebrühe oder Fischfond	0,2
100 g	Kräuterfrischkäse (8 % Fett)	8,0
50 ml	Milch (1,5 % Fett)	0,7
	Salz, Pfeffer	
		18,6

Zubereitung

1

Den Lachs kalt abspülen, trocken tupfen, in Streifen schneiden und nach Bedarf leicht salzen.

2

Die Nudeln nach Packungsangabe in Salzwasser bissfest kochen. Abgießen und in eine vorgewärmte Schüssel geben.

3

Die Gemüsebrühe (oder den Fond) erhitzen. Die Lachsstreifen darin 5 bis 10 Minuten köcheln lassen. Dann den Kräuterfrischkäse und die Milch einrühren, bis eine sämige Soße entstanden ist.

①②③④⑤⑥⑦ **7,1 Fettpunkte**

Bunte Bohnensuppe

Zubereitung

1

Das Hähnchenfilet waschen, trocken tupfen und in kleine Würfel schneiden. Die Zwiebel schälen und klein hacken. Den Lauch der Länge nach einschneiden, gründlich waschen und in feine Ringe schneiden. Alles zusammen mit dem Öl in einem Topf andünsten.

2

Die TK-Bohnen in kleine Stücke schneiden und zusammen mit dem Lorbeerblatt in den Topf dazugeben. Mit der Brühe aufgießen, einmal aufkochen und bei kleiner Hitze rund 15 Minuten köcheln lassen.

3

Die weißen Bohnen in einem Sieb unter fließendem Wasser abspülen, in die Suppe geben und diese noch einige Minuten köcheln lassen. Mit Salz, Pfeffer und Muskat abschmecken.

Wer mag, kann seine Suppe zusätzlich mit Kartoffeln anreichern.

Für 2 Personen

Zutaten:

		FP
200 g	Hähnchenbrustfilet	4,0
1	kleine Zwiebel	
1	Stange Lauch	
1 EL	Öl	9,2
250 g	grüne Bohnen (TK)	
	Salz, Pfeffer, Muskat	
1 l	Gemüsebrühe	1,0
150 g	weiße Bohnen (Dose)	
		14,2

(1)(2)(3)(4)(5) **4,9 Fettpunkte**

Fitness-Suppe

Für 3 Personen

Zutaten:

		FP
200 g	Kartoffeln	
1	Zwiebel	
1	große Karotte	
½	kleiner Blumenkohl	
1	kleine Zucchini	
1 EL	Öl	9,2
150 g	Tatar	4,5
1 l	Gemüsebrühe	1,0
2 TL	Bohnenkraut (getrocknet, TK)	
	Salz, Pfeffer	
		14,7

Zubereitung

1

Die Kartoffeln waschen, schälen und in kleine Würfel schneiden. Die Zwiebel schälen und klein hacken. Die Karotte waschen, schälen und in Scheiben hobeln. Den Blumenkohl waschen, putzen und in Röschen zerteilen. Die Zucchini waschen, vierteln und in kleine Stücke schneiden.

2

Das Öl erhitzen, die Zwiebelstücke und das Tatar darin anbraten. Die Kartoffelwürfel und die Karottenscheiben dazugeben und 5 Minuten andünsten. Die Brühe angießen und das Bohnenkraut einstreuen. Kurz aufkochen lassen. Die Blumenkohlröschen hinzufügen und 10 Minuten auf kleiner Flamme zugedeckt köcheln lassen.

3

Zum Schluss die Zucchinistücke in die Suppe geben, 1 Minute köcheln lassen, zum Schluss die Suppe mit Salz und Pfeffer abschmecken.

8,3 Fettpunkte

Frische Suppe mit Pulled Pork

Zubereitung

1

Das Fleisch aus der Verpackung nehmen, abtropfen lassen und mit einer Gabel zerteilen. Das Suppengrün waschen, putzen beziehungsweise schälen und klein schneiden.
Die Kartoffeln waschen, schälen und würfeln. Den Kohlrabi schälen und in kleine Würfel schneiden. Die Zwiebel abziehen und würfeln.

2

Das Öl in einem Topf erhitzen und die Zwiebel darin anrösten. Das Suppengrün und die Kartoffeln dazugeben, dann mit der Brühe auffüllen. Alles zusammen 15 bis 20 Minuten köcheln lassen.

3

Das Fleisch hineingeben. Die Suppe kurz aufkochen lassen, abschmecken und servieren.

Für 2 Personen

Zutaten:

		FP
200 g	Pulled Pork	12,0
1 Bund	Suppengrün	
300 g	Kartoffeln	
1	Kohlrabi	
1	Zwiebel	
1 TL	Öl	4,6
1,5 l	Gemüsebrühe	
		16,6

①②③④⑤⑥⑦ **7,3 Fettpunkte**

Grüne Suppe mit Kürbiskernen

Für 2 Personen

Zutaten:

		FP
100 g	Schinkenwürfel (2 % Fett)	2,0
1	Karotte	
1	kleiner Apfel	
1 TL	Zitronensaft	
1	Schalotte	
1 TL	Öl	4,6
15 g	Kürbiskerne	6,9
300–400 ml	Gemüsebrühe	0,4
1 Prise	Muskat	
200 g	Erbsen (TK)	
50 ml	Milch (1,5 % Fett)	0,7
	frischer Schnittlauch (nach Belieben)	
	Salz Pfeffer	
		14,6

Zubereitung

1

Die Karotte waschen, schälen und fein raspeln. Den Apfel waschen, entkernen, fein raspeln und mit Zitronensaft beträufeln. Die Schalotte abziehen und klein hacken.

2

Das Öl in einem Topf erhitzen, die Schalotte und die Kürbiskerne darin anrösten, dann die Karotten- und Apfelraspel dazugeben. Mit Gemüsebrühe übergießen, den Muskat einrühren und kurz aufkochen lassen. Dann die Milch langsam angießen. Die Erbsen einrühren. Mit dem Pürierstab zu einer cremigen Suppe aufschlagen. Die Schinkenstreifen unterheben und alles noch mal kurz aufkochen.

3

Die Suppe mit Salz und Pfeffer abschmecken. Den Schnittlauch abspülen, trocken schütteln, klein schneiden und über die Suppe streuen.

Dazu passt Toastbrot (extra berechnen).

1 2 3 4 5 6 7 8 9 10 **10,3 Fettpunkte**

GULASCHSUPPE

Zubereitung

1

Das Fleisch waschen, trocken tupfen und in sehr kleine Würfel schneiden. Die Zwiebeln abziehen und fein hacken. Die Paprika waschen, putzen und in sehr kleine Würfel schneiden. Die Kartoffeln waschen, schälen und würfeln.

2

Das Öl in einem Topf erhitzen. Das Fleisch und die Zwiebeln darin anbraten. Die Kartoffel- und Paprikastücke hinzufügen und umrühren. Die Brühe angießen und die Tomaten ebenfalls dazugeben. Die Suppe umrühren und 20 Minuten köcheln lassen.

3

Das Tomatenmark unterrühren und die Suppe mit Salz, Pfeffer, Paprikapulver und Chiliflocken abschmecken. Weitere 10 bis 20 Minuten auf kleiner Flamme köcheln lassen, bis alles gar ist.

Für 4 Personen

Zutaten:

		FP
400 g	Rouladenfleisch vom Rind	21,2
4	kleine Zwiebeln	
1	rote Paprika	
500 g	Kartoffeln	
2 EL	Öl	18,4
1,5 l	Fleischbrühe	1,5
1	kleine Dose Tomaten (400 g)	
2 EL	Tomatenmark	0,1
	Salz, Pfeffer	
2 EL	Paprikapulver edelsüß	
1 TL	Chiliflocken	
		41,2

SUPPEN

1,1 Fettpunkte

Hühnersuppe

Für 4 Personen

Zutaten:

		FP
250 g	Hühnerbrust (1 Stück)	2,5
1 Bund	Suppengrün	
1	Zwiebel	
250 g	Kartoffeln	
250 g	Kaisergemüse (TK)	
2 l	Hühnerbrühe (gekörnt)	2,0
15 g	Ingwer (frisch, 3 cm)	
		4,5

Die Suppe ist besonders geeignet bei Erkältungen.

Zubereitung

1

Die Hühnerbrust abspülen, trocken tupfen. Das Suppengrün waschen, putzen und in kleine Stücke schneiden. Die Zwiebel abziehen und klein hacken. Die Kartoffeln waschen, schälen und würfeln. Den Ingwer abspülen und schälen (am Stück lassen).

2

Das Suppengrün, die Zwiebel, die Kartoffeln und die Ingwerwurzel in die kochende Brühe geben. Den Topfdeckel auflegen und bei reduzierter Hitze rund 15 Minuten köcheln lassen.

3

Die Hühnerbrust und das Kaisergemüse in die Suppe geben und alles weitere 10 Minuten köcheln lassen.

4

Die Hühnerbrust aus der Suppe heben, in mundgerechte Stücke schneiden und nochmals einige Minuten köcheln lassen.

Dazu passen Reis oder Nudeln (extra berechnen).

(1)(2)(3) **2,8 Fettpunkte**

Pastinaken-Karotten-Suppe

Zubereitung

1

Den Kürbis waschen, vierteln, entkernen und in kleine Würfel schneiden (schälen ist bei der Sorte Hokkaido nicht nötig). Die Pastinaken und die Karotten waschen, schälen und in dünne Scheiben hobeln.

2

Die Zwiebel abziehen, klein hacken und im Öl andünsten. Kürbis, Pastinaken und Karotten hinzugeben und etwas dünsten lassen. Dann die Brühe angießen und alles zugedeckt 10 bis 15 Minuten köcheln lassen. Zum Schluss die Suppe mit Salz und Pfeffer abschmecken.

Für 2 Personen

Zutaten:

		FP
300 g	Hokkaidokürbis	
300 g	Pastinaken	
300 g	Karotten	
1	Zwiebel	
1 TL	Öl	4,6
1 l	Gemüsebrühe	1,0
	Salz, Pfeffer	
		5,6

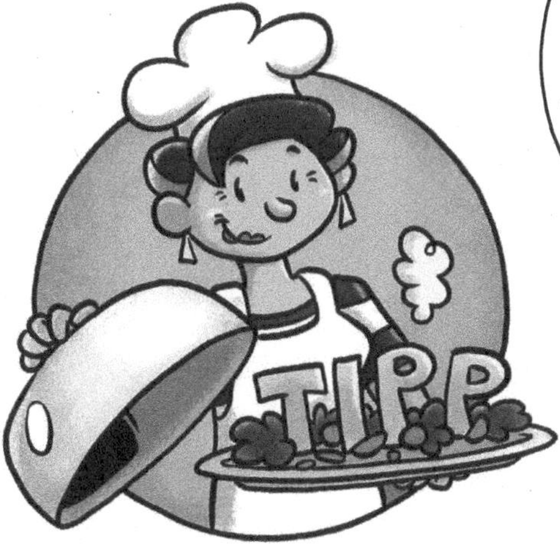

Wer es sämiger mag, kann das Gemüse nach 10 Minuten Kochzeit mit einem Kartoffelstampfer oder dem Pürierstab nach Belieben zerkleinern.

1 2 3 4 5 6 7 8 9 10 **9,7 Fettpunkte**

Petras Käse-Lauch-Suppe

Für 2 Personen

Zutaten:

		FP
250 g	Tatar	7,5
1	Zwiebel	
200 g	Lauch	
500 ml	Gemüsebrühe	0,5
125 g	Schmelzkäse (9 % Fett)	11,3
	Salz, Pfeffer	
		19,3

Vegetarier können das Fleisch durch klein geschnittene Champignons ersetzen.

Zubereitung

1

Die Zwiebel schälen, klein hacken und in einem größeren beschichteten Topf andünsten. Bei Bedarf ein paar Tropfen Wasser dazugeben. Das Tatar hinzufügen und unter Rühren krümelig anbraten. Mit Salz und Pfeffer würzen.

2

Den Lauch putzen, der Länge nach aufschneiden, gründlich waschen, in dünne Ringe schneiden, zum Tatar geben und mitdünsten. Mit der Brühe aufgießen, einmal aufkochen und 10 Minuten köcheln lassen.

3

Den Schmelzkäse hinzufügen und umrühren, bis er sich vollständig aufgelöst hat. Die Suppe abschmecken.

Dazu passt Brot (extra berechnen).

(1)(2) **2,3 Fettpunkte**

FRISCHER GEMISCHTER SALAT

Zubereitung

1

Die Salatherzen, den Chicorée und den Radicchio putzen, in feine Streifen schneiden und waschen. Wer den sehr bitteren Geschmack von Chicorée und Radicchio nicht mag, kann stattdessen Chinakohl verwenden.

2

Den Salat abtropfen lassen, mit Salz, Pfeffer, Essig, Öl und, je nach Geschmack, 1 TL Zucker abschmecken. Alles gut vermengen und 10 bis 15 Minuten durchziehen lassen.

Dazu passen Schnittlauchröllchen und dünne Radieschenscheiben.

Für 2 Personen

Zutaten:

		FP
2	große Salatherzen	
2	Chicorée	
½ Kopf	Radicchio	
	Salz, Pfeffer	
1 TL	Öl	4,6
1 EL	weißer Balsamicoessig	
		4,6

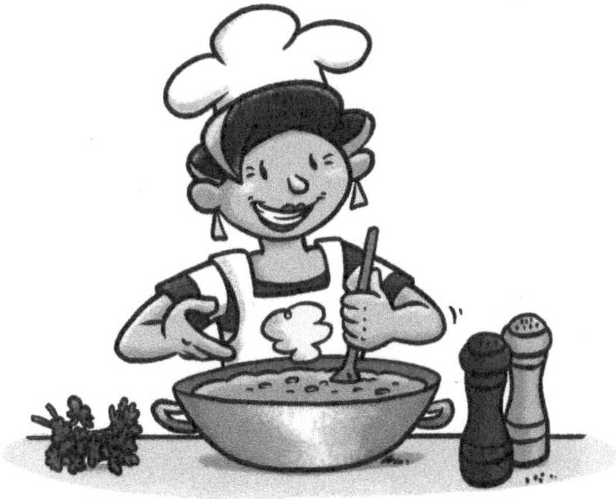

①②③④⑤ **4,6 Fettpunkte**

Gurken-Kartoffel-Salat

Für 2 Personen

Zutaten:

		FP
350 g	Kartoffeln	
100 g	Senfgurken	
100 g	Gewürzgurken	
200 g	Salatgurke	
1	Zwiebel	
70 g	Apfel	
1 EL	Rapsöl	9,2
80–100 ml	Gurkenwasser	
	weitere Kräuter nach Belieben	
		9,2

Als Variation können auch Tomaten, Mais und/oder Schinken dazugegeben werden (wo verwendet, extra berechnen).

Zubereitung

1

Die Kartoffeln mit Schale rund 20 Minuten garen und dann abkühlen lassen. Klares Gurkenwasser auffangen. Senf- und Gewürzgurken in kleine Würfel schneiden. Die Salatgurke waschen, schälen und der Länge nach aufschneiden. Die Kerne mit einem Löffel herauskratzen und das Fruchtfleisch würfeln. Alle Gurkenstücke in eine große Schüssel geben.

2

Die Zwiebel abziehen, klein hacken und im Öl andünsten. Die Zwiebelstücke mit dem Öl unter die Gurken heben. Den Apfel schälen, entkernen, sehr klein schneiden und zu den anderen Zutaten geben. Alles gut vermengen.

3

Die Kartoffeln pellen, in Scheiben schneiden und dann mit dem Gurkenwasser übergießen. Die anderen Zutaten dazugeben. Mit Salz und Pfeffer abschmecken. Weitere Kräuter (zum Beispiel Dill, Petersilie und Schnittlauch) nach Geschmack hinzufügen. Nochmals vorsichtig vermengen.

0 Fettpunkte

Rote-Bete-Salat

Zubereitung

1

Die Rote-Bete-Packung aufschneiden und die Flüssigkeit auffangen. Die Roten Beten (wenn nötig, schälen) in sehr dünne Scheiben hobeln oder in sehr kleine Würfel schneiden. Den Apfel waschen, entkernen und in kleine Würfel schneiden. Zu den Roten Beten geben.

2

Die aufgefangene Flüssigkeit mit Zucker, Essig und Salz verrühren. Über die Rote-Bete Apfel-Mischung gießen und den Salat einige Zeit durchziehen lassen.

Für 2 Personen

Zutaten:

		FP
500 g	Rote-Bete-Knollen (gegart und vakuumiert)	
1	säuerlicher Apfel	
2 TL	Zucker	
3 TL	Balsamicoessig	
1 Prise	Salz	
		0,0

Kleine Zwiebelwürfel und/oder kleine Würfel Fetakäse 9 % können zusätzlich in den Salat gegeben werden (extra berechnen).

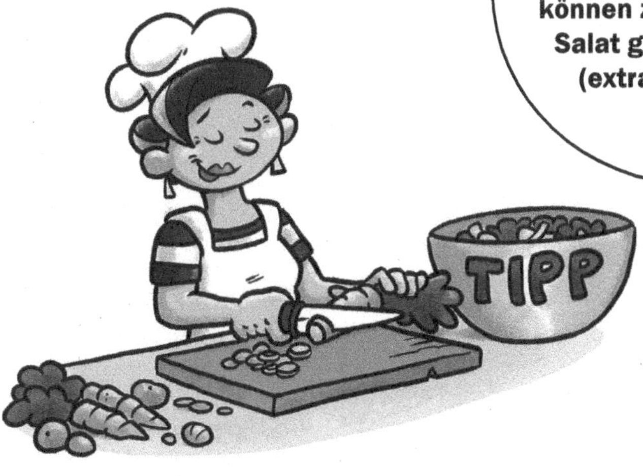

1 **1,4 Fettpunkte**

Forellenfilet-Aufstrich

Für 8 Portionen (à 30 g)

Zutaten:

		FP
125 g	Forellenfilet	7,0
50 g	Kräuterfrischkäse (8 % Fett)	4,0
50 g	Quark (0,3 % Fett)	0,2
2 EL	Milch (1,5 % Fett)	0,2
1 EL	Petersilie (TK oder frisch)	
½ TL	Zitronensaft	
½ TL	Meerrettich (Glas)	
1 EL	Schnittlauch	
	Salz, schwarzer Pfeffer	
		11,4

Zubereitung

1

Das Forellenfilet unter Zugabe von Frischkäse, Quark und Milch in einem Mixer oder mit dem Pürierstab zerkleinern. (Geht auch mit einer Gabel.)

2

Die Petersilie abspülen, trocken tupfen und klein schneiden. Mit dem Zitronensaft, dem Meerrettich sowie der Petersilie und dem Schnittlauch verrühren.

3

Die Mischung zu der Forellenmasse geben und mit Salz und Pfeffer abschmecken. Den Aufstrich mindestens 1 Stunde durchziehen lassen.

1,2 Fettpunkte

Harzer-Käse-Creme

Zubereitung

1
Den Harzer in sehr kleine Würfel schneiden. Die Cornichons ebenfalls ganz klein würfeln. Die Schalotten schälen und ganz klein hacken. Den Apfel waschen, entkernen und ganz klein hacken. Alles in einer Schüssel verrühren.

2
Das Öl, den Essig, den Joghurt sowie Salz, Pfeffer und das Kümmelpulver vermengen und mit einem Schneebesen gut verrühren. Über die Käsemischung geben und alles nochmals verrühren. Die Creme im Kühlschrank einige Stunden durchziehen lassen.

Für 9 Portionen (à 50 g)

Zutaten:

		FP
200 g	Harzer Käse	1,0
2	Cornichons	
1	kleine Schalotte	
1	kleiner Apfel	
1 EL	Öl	9,2
1 EL	Weißweinessig	
125 g	Naturjoghurt (0,1 % Fett)	0,2
	Salz, Pfeffer	
1 Prise	Kümmelpulver	
		10,4

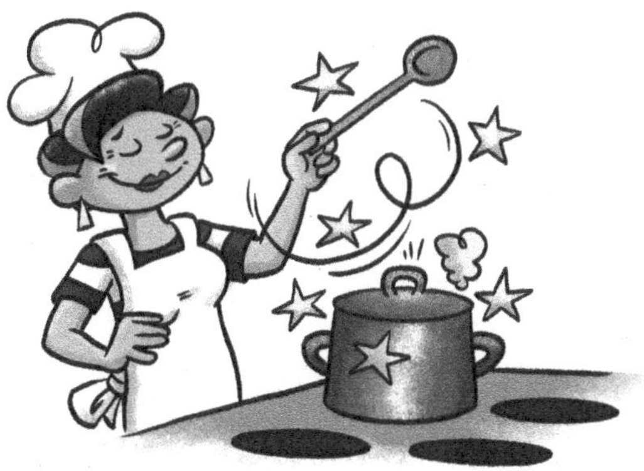

1,9 Fettpunkte

Hummus mit Curry

Für 5 Portionen (à 65 g)

Zutaten:

		FP
1 Dose	Kichererbsen (265 g)	5,0
50 g	Süßkartoffel	
1 TL	Öl	4,6
	Salz, Pfeffer, Curry, Kreuzkümmel	
		9,6

Zubereitung

1

Die Kichererbsen abgießen und abspülen.

2

Die Süßkartoffel schälen und 10 bis 15 Minuten in Salzwasser garen. Dann abgießen.

3

Das Öl zu den Kartoffeln geben und diese zusammen mit den Kichererbsen pürieren. Mit Salz, Pfeffer, Curry und Kreuzkümmel abschmecken.

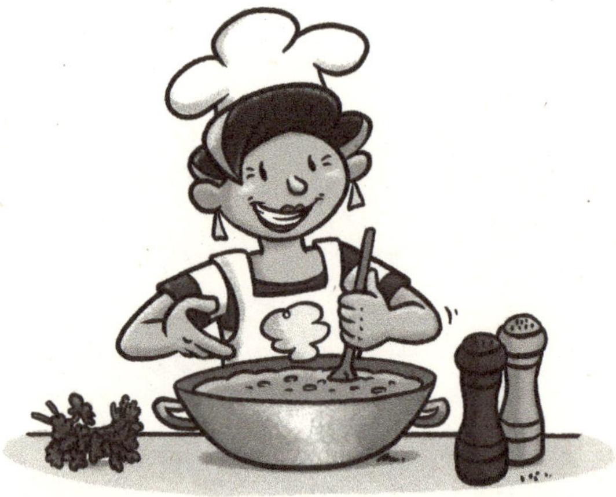

1 Fettpunkt

Hummus mit Roter Bete

Zubereitung

1

Die Rote-Bete-Knolle abspülen (falls notwendig schälen), würfeln und zusammen mit den abgespülten Kichererbsen pürieren.

2

Die Peperoni klein schneiden, die Frühlingszwiebel waschen, abziehen und in sehr dünne Ringe schneiden. Die Paprika waschen, putzen und in sehr kleine Würfel schneiden.

3

Die klein geschnittenen Zutaten und den Meerrettich an den Hummus geben und alles gut vermengen. Mit Salz, Pfeffer und Kreuzkümmel abschmecken.

Für 5 Portionen (à 115 g)

Zutaten:

		FP
1	Rote-Bete-Knolle (vorgegart)	
1 Dose	Kichererbsen (265 g)	5,0
½	frische Peperoni	
1	Frühlingszwiebel	
½	Paprikaschote (rot)	
1 EL	Meerrettich (Glas)	
	Salz, Pfeffer, Kreuzkümmel	
		5,0

1 Fettpunkt

Hummus mit Tomate

Für 5 Portionen (à 100 g)

Zutaten:

		FP
1 Dose	Kichererbsen (265 g)	5,0
5	Cocktailtomaten	
1	Frühlingszwiebel	
2 EL	Tomatenmark	
2 EL	passierte Tomaten	
20 g	Basilikum	
	Salz, Pfeffer	
		5,0

Zubereitung

1

Die Kichererbsen abspülen und abtropfen lassen. Die Tomaten waschen, Kerne und Fruchtfleisch entfernen. Die Frühlingszwiebel waschen, abziehen und in dünne Ringe schneiden. Alles in eine Schüssel füllen.

2

Das Tomatenmark und die passierten Tomaten dazugeben und pürieren, bis eine gleichmäßige Masse entstanden ist. Die Basilikumblätter waschen, trocken schütteln, klein zupfen und unter die Masse heben. Mit Salz und Pfeffer abschmecken.

1,1 Fettpunkte

Karotten-Dip

Für 5 Portionen (à 100 g)

Zutaten:

		FP
250 g	Karotten	
200 g	Joghurt (0,3 % Fett)	0,6
50 g	saure Sahne (10 % Fett)	5,0
4 EL	Orangensaft	
	Salz, Pfeffer	
		5,6

Zubereitung

Die Karotten waschen, schälen und fein raspeln. Aus allen Zutaten und den Karottenraspeln einen cremigen Dip rühren und 1 Stunde durchziehen lassen.

Dazu passen die Brotfinger aus dem Kapitel »Snacks«.

0,4 Fettpunkte

KRÄUTERAUFSTRICH

Zubereitung

1
Den Schnittlauch und die Petersilie abspülen, trocken schütteln und sehr klein hacken. Die Zwiebel schälen, in sehr kleine Würfel schneiden und mit den Kräutern vermengen.

2
Die Kartoffeln pellen, sehr klein schneiden oder auf einer Reibe reiben (nicht pürieren) und zu der Kräuter-Zwiebel-Mischung geben.

3
Die saure Sahne mit dem Joghurt verrühren und mit der Kartoffel-Zwiebel-Kräuter-Mischung vermengen. Zum Schluss mit Salz und Pfeffer abschmecken. Falls die Konsistenz zu fest ist, noch etwas Joghurt dazugeben.

Für 10 Portionen (à 35 g)

Zutaten:

		FP
1 Bund	Schnittlauch	
½ Bund	Petersilie	
1	kleine Zwiebel	
200 g	Pellkartoffeln vom Vortag	
40 g	saure Sahne (10 % Fett)	4,0
60 g	Naturjoghurt (0,1 % Fett)	0,1
	Salz, Pfeffer	
		4,1

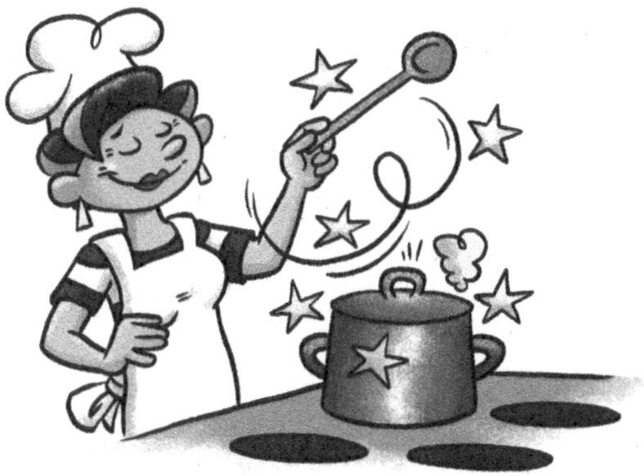

(1)(2) **1,6 Fettpunkte**

Obatzda light

Für 20 Portionen (à 20 g)

Zutaten:

		FP
200 g	Frischkäse (0,2 % Fett)	0,4
200 g	Camembert (16 % Fett)	32,0
	Salz, Pfeffer, Paprikapulver	
		32,4

Zubereitung

Den Frischkäse und den Camembert zusammen pürieren. Nach Belieben mit Paprika, Salz und Pfeffer abschmecken.

Wer möchte, kann auch Zwiebelwürfel oder/und Kümmel hinzufügen.

(1) **1,1 Fettpunkte**

Schafskäsecreme

Für 15 Portionen (à 25 g)

Zutaten:

		FP
200 g	Frischkäse Natur (0,2 % Fett)	0,4
180 g	Fetakäse (9 % Fett)	16,2
2	Knoblauchzehen	
	Pfeffer	
		16,6

Zubereitung

1

Den Fetakäse in einer Schüssel zerbröseln, dann den Frischkäse dazugeben.

2

Den Knoblauch abziehen, ganz fein hacken oder durch die Knoblauchpresse drücken. Je nach Geschmack eventuell noch Pfeffer hinzugeben.

3

Die Zutaten dann mit dem Mixer oder Pürierstab zu einer geschmeidigen Masse verarbeiten.

Der Frischkäse Natur kann zum Beispiel durch Kräuterfrischkäse 0,2 % ersetzt werden.

6,0 Fettpunkte

Béchamelsoße

Für 4 Portionen (à 95 ml)

Zubereitung

Die Butter schmelzen lassen und das Mehl unter schnellem Rühren hinzugeben. Sofort die Milch, dann die Kochsahne (ebenso schnell) einrühren. (Die Soße muss dickflüssig bleiben.) Mit Salz und Muskat abschmecken.

Zutaten:

		FP
15 g	Butter	12,5
15 g	Mehl	0,1
250 ml	Milch (1,5 % Fett)	4,0
100 ml	Kochsahne (7 % Fett)	7,0
	Salz, Muskat	
		23,6

Die Soße eignet sich sehr gut für Aufläufe. Geschmacklich lässt sie sich gut variieren mit Senf, Kräutern, Tomatenmark oder auch mit Knoblauch.

2,2 Fettpunkte

Grundsoße

Zubereitung

Für 6 Portionen (à 100 ml)

1

100 ml Milch mit der Speisestärke anrühren.

2

Die restliche Milch zum Kochen bringen. Die Milch-Stärke-Mischung hineingeben und unterrühren. Aufkochen lassen und den Schmelzkäse einrühren. Mit Salz, Pfeffer und Gemüsebrühe abschmecken.

Zutaten:

		FP
500 ml	Milch (1,5 % Fett)	7,5
30 g	Speisestärke	
60 g	Kräuterschmelzkäse (9 % Fett)	5,4
	Salz, Pfeffer	
	Gemüsebrühe	
		12,9

1,4 Fettpunkte

Blumenkohl-Wings

Für 2 Personen

Zutaten:

		FP
1	mittelgroßer Blumenkohl	
150 g	Mehl	1,5
1 TL	Natron	
1 TL	Zwiebelgranulat	
1 TL	Knoblauchgranulat	
1 TL	Kümmel (gemahlen)	
250 ml	Buttermilch	1,3
1 EL	Weißweinessig	
1 TL	Salz	
1 TL	Pfeffer	
1 TL	Paprikapulver (geräuchert)	
2 EL	Honig	
		2,8

Zubereitung

1

Den Backofen auf 225 °C Ober/Unterhitze (200 °C Umluft) vorheizen. Den Blumenkohl waschen und in 3 bis 5 cm große Stücke schneiden.

2

In einer Schüssel das Mehl mit dem Natron, den Granulaten und den weiteren Gewürzen mischen. Die Buttermilch hineingießen und umrühren, bis sich alle Klümpchen aufgelöst haben.

3

Den Blumenkohl dazugeben und umrühren, bis die Milch-Mehl-Mischung alles umhüllt. Die Blumenkohlstücke auf ein mit Backpapier ausgelegtes Backblech legen. Im Ofen auf der Mittelschiene 20 Minuten backen, dann die Stücke wenden und weitere 20 Minuten backen, bis sie goldbraun sind.

Dazu passt Kartoffelpüree. (Bei Fettzugabe: extra berechnen.)

Taler: 8,5 Fettpunkte pro Portion

Dip: 0,5 Fettpunkte für die Gesamtmenge

Gebratene Karottentaler mit Dip

Zubereitung

1

Taler: Die Karotten putzen, schälen und fein raspeln. Die Frühlingszwiebeln putzen, waschen und in feine Röllchen schneiden. Das Mehl mit dem verquirlten Ei gut verrühren. Dann die Mehl-Ei-Mischung mit den Karotten, den Zwiebeln und dem Thymian vermengen. Mit Salz und Pfeffer abschmecken.

2

Das Öl erhitzen und die Mischung in kleinen Häufchen in die Pfanne geben und andrücken. Je Seite 3 bis 4 Minuten braten.

3

Dip: Quark und Joghurt verrühren. Die Zitrone waschen, abtrocknen und die Schale der einen Hälfte abreiben und in die Mischung geben. Das Currygewürz unterrühren und mit Zitronensaft, Salz und Pfeffer abschmecken.

Dazu passt Gurkensalat.

Für 2 Personen

Zutaten:

		FP
Karottentaler		
350 g	Karotten	
2	dünne Frühlingszwiebeln	
3 EL	Mehl	0,5
1	Ei (Gr. XL), verquirlt	7,2
1 EL	Öl	9,2
½ TL	Thymian	
	Salz, Pfeffer	
		16,9
Dip		
100 g	Quark (0,3 % Fett)	0,3
200 g	Naturjoghurt (0,1 % Fett)	0,2
½	Biozitrone	
	Curry, Salz, Pfeffer	
		0,5

①②③④⑤⑥⑦⑧ **8,3 Fettpunkte**

Gefüllte Gurke mit Kräuterquark

Für 1 Person

Zutaten:

		FP
½	Salatgurke	
100 g	Kräuterfrischkäse (8 % Fett)	8,0
100 g	Quark (0,3 % Fett)	0,3
50 g	Naturjoghurt (0,1 % Fett)	
½ Bund	Schnittlauch	
	Salz, Pfeffer	
		8,3

Zubereitung

1

Die Gurke waschen, längs halbieren, mit einem Teelöffel entkernen und dabei etwas aushöhlen.

2

Kräuterfrischkäse, Magerquark und Joghurt gut vermischen und glatt rühren.

3

Den Schnittlauch waschen, trocken schütteln und in feine Röllchen schneiden. In die Quarkmischung einrühren. Dann die Mischung mit Salz und Pfeffer abschmecken und in die Gurkenhälften füllen.

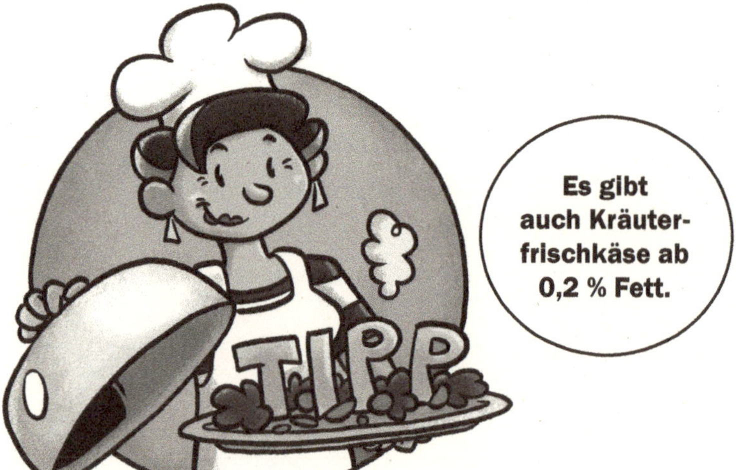

13,1 Fettpunkte

Kartoffelauflauf mit Mais

Für 2 Personen

Zutaten:

		FP
300 g	mehligkochende Kartoffeln	
2	Frühlingszwiebeln	
1	Zwiebel	
200 g	Mais (Dose)	2,3
1 TL	Butter	4,2
1	Ei	6,4
150 g	Quark (0,3 % Fett)	0,5
80 g	Reibekäse (16 % Fett)	12,8
	Petersilie (TK)	
	Salz, Pfeffer	
		26,2

Zubereitung

1

Den Backofen auf 200 °C Ober-/Unterhitze (180 °C Umluft) vorheizen. Die Kartoffeln waschen, schälen und klein schneiden. 15 bis 20 Minuten in Salzwasser garen.
Dann abgießen, ausdampfen lassen und mit einem Kartoffelstampfer (auf keinen Fall mit einem Mixer!) zu Püree verarbeiten.

2

Den Mais abgießen. Die Frühlingszwiebeln putzen, waschen und in Ringe schneiden. Die Zwiebel schälen und klein hacken.

3

Die Butter erhitzen und die Zwiebeln darin andünsten.

4

Das Ei trennen, das Eigelb zum Kartoffelpüree geben und mit dem Gemüse, dem Quark und dem Käse vermengen. Mit Salz, Pfeffer und Petersilie abschmecken. Dann das Eiweiß steif schlagen und unter die Kartoffel-Quark-Masse heben.

5

Alles in eine Auflaufform füllen, glatt streichen und im Backofen auf der Mittelschiene 40 bis 50 Minuten goldbraun backen. Wer mag, kann die Form mit 1 TL Öl oder Butter einfetten. Mit 4,6 Fettpunkten extra berechnen.

Püriert man Kartoffeln mit einem Mixer, entsteht eine zähe und klebrige Masse. Daher besser einen Kartoffelstampfer verwenden.

11,3 Fettpunkte

Linsengemüse mit Curry

Für 2 Personen

Zutaten:

		FP
100 g	Blumenkohl	
100 g	Karotten	
1	kleine Stange Staudensellerie	
1	kleine Zwiebel	
1 EL	Olivenöl	9,2
1 TL	gelbe Currypaste	0,5
50 g	gelbe Linsen	3,0
100 g	Tomaten (Dose)	
200 ml	Gemüsebrühe	0,2
70 ml	Kokosmilch (12 % Fett)	8,4
70 g	Erbsen (TK)	
100 g	Basmatireis	1,2
	Salz	
		22,5

Zubereitung

1

Den Blumenkohl putzen, waschen und in Röschen zerteilen. Die Karotten und den Sellerie waschen, schälen beziehungsweise (falls nötig) die Fäden abziehen und in dünne Scheiben schneiden. Die Zwiebel schälen und würfeln.

2

Das Öl erhitzen und die Zwiebelwürfel darin glasig dünsten. Dann die Currypaste unterrühren. Linsen, Blumenkohl, Karotten, Sellerie und Tomaten hinzufügen und gut umrühren. Dann die Brühe und die Kokosmilch angießen. Bei schwacher Hitze zugedeckt rund 20 Minuten köcheln lassen. Die Erbsen 10 Minuten vor Ende der Garzeit dazugeben.

3

Den Reis nach Packungsangabe kochen und zu dem Linsengemüse reichen.

4,6 Fettpunkte

OFENGEMÜSE

Zubereitung

1

Den Backofen auf 180 °C Umluft (200 °C Ober-/Unterhitze) vorheizen. Die Zucchini, die Aubergine, die beiden Paprikaschoten und den Fenchel waschen, putzen und in mundgerechte Stücke schneiden. Die Zwiebel schälen und klein hacken. Alles in eine Schüssel füllen. Mit Salz, Pfeffer und Kräutern würzen, Öl darübergeben und gut vermengen, bis alle Gemüsestückchen von Öl umhüllt sind.

2

Das Gemüse auf ein mit Backpapier ausgelegtes Blech geben und in den Ofen schieben. Nach 10 Minuten prüfen, ob das Gemüse gar ist – es sollte aber noch bissfest sein. Gegebenenfalls 5 bis 10 Minuten weiterbacken.

Für 2 Personen

Zutaten:

		FP
2	Zucchini	
1	Aubergine	
1	rote Paprika	
1	gelbe Paprika	
1	Fenchel	
1	Zwiebel	
	Salz, Pfeffer, Kräuter	
	italienische Kräuter (frisch oder TK)	
1 EL	Öl	9,2
		9,2

Das Rezept lässt sich vielseitig variieren: Mit passierten Tomaten grob püriert, eignet es sich als Beilage zu Spaghetti. Ganz fein püriert wird mit etwas Öl und Gewürzen Pesto daraus. Püriert mit etwas geriebenem Parmesan wird daraus ein schmackhafter Brotaufstrich. (Bitte die Fettpunkte je nach Variation extra berechnen.)

1 2 3 4 5 6 7 8 9 10 11 12 **12,2 Fettpunkte**

Rote-Bete-Risotto

Für 2 Personen

Zutaten:

		FP
1	kleine Zwiebel	
1	Knoblauchzehe	
1 EL	Öl	9,2
100 g	Naturreis	3,8
300 g	Rote Bete (vorgegart)	
400 ml	Gemüsebrühe	0,2
20 g	Parmesan	6,1
	Pfeffer	
2 TL	Zitronensaft	
60 g	Mozzarella (8,5 % Fett)	5,1
	Petersilie (frisch)	
		24,4

Zubereitung

1

Die Zwiebel und den Knoblauch schälen, würfeln und im heißen Öl andünsten. Den Reis hineingeben, anschwitzen und mit der Gemüsebrühe aufgießen.

2

Die vorgegarte Rote Bete abgießen, die restliche Schale entfernen, klein schneiden und zum Reis geben. Alles unter ständigem Rühren rund 20 Minuten köcheln lassen. (Das Risotto ist fertig, wenn die Rote Bete verkocht und cremig, aber der Reis noch bissfest ist.)

3

Den Parmesan reiben und unter das Risotto rühren. Mit Pfeffer und Zitronensaft abschmecken.

4

Den Mozzarella in dünne Scheiben schneiden. Die Petersilie waschen, trocken schütteln und klein hacken. Die Mozzarellascheiben und die Petersilie auf das Risotto geben.

1 2 3 4 5 6 7 8 9 10 **10,4 Fettpunkte**

Rosenkohl-Pfanne mit Nudeln

Zubereitung

1

Die Nudeln nach Packungsangabe in Salzwasser bissfest kochen. Abgießen.

2

Wird frischer Rosenkohl verwendet, diesen erst putzen und waschen. Die Kohlröschen halbieren und mit Brühe übergießen. Mit Muskat abschmecken und rund 10 Minuten köcheln lassen. (Der Rosenkohl sollte noch bissfest sein.)

3

Die Karotten waschen, schälen und in Scheiben schneiden. Die Zwiebel schälen und klein hacken.

4

Das Öl erhitzen, Karotten und Zwiebelstücke darin glasig dünsten. Dann den Rosenkohl hinzufügen und alles kurz weiterschmoren lassen. Mit Salz und Pfeffer abschmecken. Zum Schluss die Nudeln dazugeben. Alles vorsichtig vermengen, nochmals erwärmen und den Parmesan darüberstreuen. Gleich servieren.

Für 2 Personen

Zutaten:

		FP
500 g	Rosenkohl (frisch oder TK)	
150 g	Karotten	
1	kleine Zwiebel	
1 EL	Olivenöl	9,2
200 ml	Gemüsebrühe	0,2
	Salz, Pfeffer	
1 Prise	Muskat	
30 g	Parmesan, gerieben	9,2
150 g	Dinkelnudeln	2,1
		20,7

VEGETARISCHE GERICHTE

①②③④⑤⑥⑦⑧⑨⑩ **9,8 Fettpunkte**

Spargelgemüse mit Kartoffeln

Für 2 Personen

Zutaten:

		FP
350 g	Spargel	
1 TL	Zucker	
1 Spritzer	Zitronensaft	
200 g	Karotten	
150 g	Zuckerschoten	
200 g	Kartoffeln	
1	kleiner Kohlrabi	
15 g	Butter	12,5
1 TL	Mehl	
100 ml	Kochsahne (7 % Fett)	7,0
500 ml	Spargelsud	
	frische Petersilie (nach Belieben)	
	Salz, Pfeffer, Muskat, gekörnte Gemüsebrühe (nach Geschmack)	
		19,5

Zubereitung

1

Den Spargel waschen, schälen und in 1,5 l Salzwasser mit dem Zucker und ein wenig Zitronensaft 10 Minuten köcheln lassen. Herausheben. Den Spargelsud behalten und beiseitestellen.

2

Karotten, Zuckerschoten, Kartoffeln und Kohlrabi waschen, putzen beziehungsweise schälen und in kleine Würfel oder Scheiben schneiden.

3

Die Butter schmelzen, dann das Mehl unter sehr kräftigem Rühren hineingeben. Mit Spargelwasser aufgießen, unter kräftigem Rühren einmal aufkochen und ziehen lassen. Dann das Gemüse in die Spargelbrühe geben und rund 15 Minuten auf kleiner Flamme köcheln lassen.

4

Die Petersilie waschen, trocken schütteln, klein schneiden und zusammen mit der Kochsahne einrühren. Mit Salz, Pfeffer, Muskat und gekörnter Brühe abschmecken.

Dazu passen fettarme Tofu-Würstchen (extra berechnen).

(1)(2)(3)(4)(5)(6)(7)(8)(9)(10) **9,5 Fettpunkte**

Süsskartoffel-Ecken mit Dip

Zubereitung

1

Süßkartoffel-Ecken: Den Backofen auf 200 °C Ober/Unterhitze (180 °C Umluft) vorheizen. Die Kartoffeln gründlich waschen, schälen und in fingerdicke Stücke schneiden. In eine Plastiktüte füllen.

2

Das Öl mit den Gewürzen und dem Honig vermengen und zu den Kartoffeln in die Tüte geben. Die Tüte verschließen und den Inhalt gut miteinander vermischen. Anschließend auf einem Backblech mit Backpapier verteilen. 25 bis 30 Minuten backen.

3

Dip: Die Knoblauchzehen schälen und sehr klein hacken. Mit Joghurt und Zitronensaft verrühren. Mit Salz und Pfeffer abschmecken.

Dazu passen Rote Bete oder Mixed Pickles aus dem Glas.

Für 2 Personen

Zutaten:

		FP
Kartoffelecken		
500 g	Süßkartoffeln	
2 EL	Öl	18,4
1 EL	Honig	
	Salz, Pfeffer, Chilipulver	
Dip		
500 g	Joghurt (0,1 % Fett)	0,5
4 EL	Zitronensaft	
2	Knoblauchzehen	
	Salz, Pfeffer	
		18,9

Knoblauch schmeckt besser, wenn man ihn hackt statt durchpresst, denn dabei kann er bitter werden.

11,1 Fettpunkte

Überbackene Curryreis-Pfanne

Für 2 Personen

Zutaten:

		FP
200 g	Naturreis	5,0
250 g	Ananas (frisch oder Dose)	
1	Banane	
1 TL	Zitronensaft	
1 EL	Öl	9,2
1	Zwiebel	
1 TL	Currypulver	
½ TL	Paprikapulver	
½ TL	Kurkuma	
½ TL	Chilipulver	
1 Msp.	Ingwerpulver	
50 g	Gratinkäse (16 % Fett)	8,0
	Salz, Pfeffer	
		22,2

Zubereitung

1

Den Reis nach Packungsangabe in Salzwasser kochen, abgießen und zur Seite stellen.

2

Die Ananas (falls frisch) schälen und das Fleisch eines Viertels der Frucht würfeln. Die Banane schälen und in mundgerechte Stücke schneiden. Dann sofort mit dem Zitronensaft beträufeln.

3

Die Zwiebel schälen, klein hacken und im Öl andünsten. Bei niedriger Temperatur den Reis und die Gewürze unterrühren. Die Ananaswürfel und die Bananenstücke dazugeben. Falls notwendig, etwas Wasser einrühren. Dann den Käse auf dem Curryreis verteilen. Die Pfanne mit einem Deckel schließen und den Käse schmelzen lassen.

4,6 Fettpunkte

WEISSER BOHNENSALAT

Zubereitung

1
Die Kartoffeln mit Schale 20 bis 30 Minuten kochen, abgießen und abkühlen lassen. Die Bohnen in ein Sieb füllen, abspülen und abtropfen lassen. Die Zwiebel schälen und fein würfeln.

2
Die abgekühlten Kartoffeln pellen und in dünne Scheiben schneiden. Die Bohnen und die Zwiebelwürfel mit den Kartoffelscheiben vermengen.

3
Den Balsamico mit Wasser, dem Kümmelpulver sowie Salz und Pfeffer mischen. Zum Schluss das Öl einrühren. Dann das Dressing unterheben und den Salat mindestens 2 Stunden durchziehen lassen. Nochmals abschmecken und eventuell nachwürzen.

Für 2 Personen

Zutaten:

		FP
1 Dose	weiße Bohnen (400 g)	
350 g	Kartoffeln	
1	Zwiebel	
3 TL	weißer Balsamicoessig	
1 EL	Wasser	
1 EL	Öl	9,2
	Salz, Pfeffer	
½ TL	Kümmelpulver	
		9,2

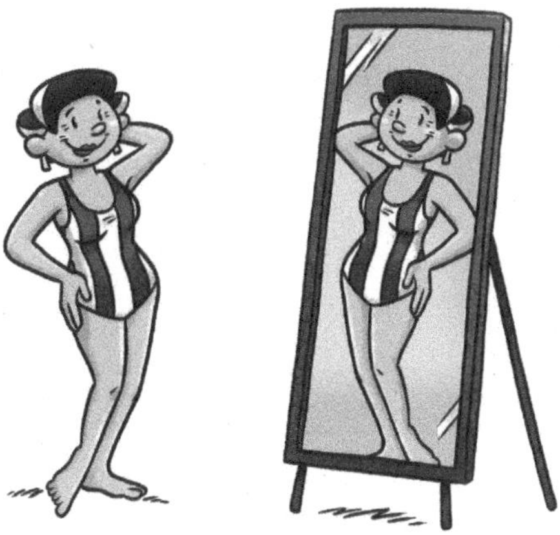

(1)(2)(3)(4)(5)(6)(7) **6,8 Fettpunkte**

Zoodels mit Linsen-Bolognese

Für 3 Personen

Zutaten:

		FP
230 g	rote Linsen (roh)	3,5
120 g	Spaghetti	2,5
1	Zwiebel	
2	Knoblauchzehen	
3	kleine Zucchini	
1 TL	Öl	4,6
2 EL	Tomatenmark	
350 g	passierte Tomaten	
2 TL	gekörnte Brühe	0,5
	Salz, Pfeffer	
	italienische Kräuter (TK)	
30 g	Parmesan, gerieben	9,2
		20,3

Zubereitung

1

Die Linsen in Salzwasser 12 Minuten bissfest kochen und abgießen. Die Spaghetti in Salzwasser 8 Minuten bissfest kochen und abgießen.

2

Die Zwiebel und den Knoblauch schälen, sehr klein hacken. Eine Zucchini waschen und in kleine Würfel schneiden.

3

Das Öl erhitzen, die Zwiebeln, den Knoblauch und die Zucchiniwürfel darin anbraten. Dann das Tomatenmark hinzufügen. Mit Brühe, Salz, Pfeffer und den Kräutern abschmecken. Die passierten Tomaten dazugeben, alles köcheln lassen und gegebenenfalls etwas Wasser angießen.

4

Restliche zwei Zucchini waschen und mit einem Spiralschneider schneiden. Spaghetti hinzufügen. Linsen zur Tomatensoße geben und die Nudeln und Zucchini untermischen. Mit Parmesan bestreuen.

1 Fettpunkt

APFELKUCHEN

Zubereitung

1
Den Backofen auf 160 °C Umluft (180 °C Ober-/Unterhitze) vorheizen. Alle Zutaten für den Teig zu einer gleichmäßigen Masse verkneten.

2
Eine Springform bis über den Rand mit Backpapier auslegen. Zwei Drittel des Teigs ausrollen, gleichmäßig auf dem Boden der Form auslegen. Den Rest des Teigs zu einer fingerdicken Rolle formen, an den Rand drücken und hochziehen.

3
Die Äpfel waschen, schälen und in dünne Scheiben schneiden. Diese mit den Rosinen in einer Pfanne andünsten (gegebenenfalls mit etwas Wasser) und auf dem Teig verteilen.

4
Aus Puddingpulver, Zucker und Milch einen dicken Pudding kochen und heiß über den Kuchen verteilen. Im Backofen 40–45 Minuten backen.

Ergibt 12 Stücke

Zutaten:

		FP
Teig		
190 g	Dinkelmehl	2,5
2 TL	Backpulver	
30 g	Zucker	
1	Ei (Gr. S)	6,4
3 EL	Milch (1,5 % Fett)	0,4
75 g	Apfelmus	
Füllung		
1,5 kg	säuerliche Äpfel	
50 g	Rosinen	
Topping		
1 Päckchen	Vanillepuddingpulver (37 g)	1,1
30 g	Zucker od. Erythrit	
400 ml	Milch (0,3 % Fett)	1,2
		11,6

0,2 Fettpunkte für die gesamte Masse

Baiserhütchen

Ergibt 30 Stück

Zutaten:

		FP
2	Eiweiß	0,2
60 g	Zucker (alternativ: 30 g Zucker, 30 g Erythrit)	
1 Prise	Salz	
1 TL	Citro-Back	
1 TL	Zimt	
		0,2

Wer mag, kann die Masse mit Puderfarbe (keine flüssige Farbe) unterschiedlich einfärben.

Zubereitung

1

Den Backofen auf 80 bis 90 °C Umluft (100 bis 110 °C Ober-/Unterhitze) vorheizen. Das Eiweiß steif schlagen und dabei die Prise Salz und den Zucker (oder alternativ Zucker und Erythrit) einrieseln lassen. Wenn das Eiweiß steif ist, vorsichtig das Citro-Back und den Zimt unterheben.

2

Ein Backblech mit Backpapier auslegen. Darauf mit zwei Teelöffeln kleine Häufchen der Baisermasse setzen. Diese im Backofen 2,5 bis 3 Stunden trocknen lassen. Dabei den Backofen immer wieder einmal kurz öffnen, damit die Feuchtigkeit entweichen kann.

(1) **1 Fettpunkt für die gesamte Menge**

BANANENKRAPFEN

Zubereitung

1
Den Backofen auf 175 °C Umluft (195 °C Ober-/Unterhitze) vorheizen.

2
Die Bananen schälen und mit einer Gabel zerdrücken.

3
Mehl, Salz und Zucker (oder Erythrit) dazugeben und mit einem Pürierstab oder im Mixer zu einem Teig verarbeiten.

4
Ein Blech mit Backpapier auslegen und kleine Häufchen aus dem Bananenteig darauf verteilen. Diese rund 15 Minuten im Backofen goldgelb backen. (Die Krapfen lassen sich auch gut in einer Heißluftfritteuse zubereiten.)

Ergibt 18 Stück

Zutaten:

		FP
4	reife Bananen	
100 g	Mehl	1,0
½ TL	Salz	
4 EL	Zucker oder Erythrit	
		1,0

Die Krapfen mit ein wenig Zimt und Zucker (oder Erythrit) bestreuen.

2 Fettpunkte

Brauner Zebrakuchen

Ergibt 12 Stücke

Zutaten:

		FP
500 g	Quark (0,3 % Fett)	1,5
125 g	Quark (20 % Fett)	6,4
1	Ei (Gr. L)	6,7
2	Eiweiß	0,2
1 TL	Backpulver	
½ PK.	Vanillepuddingpulver	0,6
80 g	Zucker (oder Erythrit)	
30 g	Grieß	0,2
1 TL	Natron	
40 g	Backkakao	8,3
		23,9

Zubereitung

1

Den Backofen auf 180 °C Umluft (200 °C Ober-/Unterhitze) vorheizen.

2

Die Eier trennen, das Eiweiß steif schlagen und zur Seite stellen.

3

Ein Eigelb und die anderen Zutaten (bis auf den Backkakao) in eine Schüssel füllen und mit dem Schneebesen verrühren. Eventuell etwas Milch dazugeben, da der Teig leicht flüssig sein muss. Dann den Eischnee vorsichtig mit einem Teigspatel unterheben.

4

Den Teig teilen und die eine Hälfte mit dem Backkakao verrühren. In eine mit Backpapier ausgelegte Springform eine dünne Schicht hellen Teig füllen. Darauf mittig 2 EL dunklen Teig geben, darüber wieder mittig hellen Teig schichten. Wiederholen, bis der Teig aufgebraucht ist. (Beim Backen verlaufen die hellen und dunklen Schichten und bilden das typische Muster.)

5

Den Kuchen 40 bis 50 Minuten backen. Nach 25 Minuten mit einem Messer den Rand des Kuchens vom Backpapier lösen. (So reißt die Oberfläche nicht ein.)

0,5 Fettpunkte

Hefezopf

Zubereitung

1
Den Backofen auf 180 °C Umluft (200 °C Ober-/Unterhitze) vorheizen.
2
Die Milch erwärmen. Dann in eine Schüssel gießen, die Hefe hineinbröckeln und auflösen. Das Salz, 1 TL Zucker und Mehl hinzufügen und mit einem Rührgerät (Knethaken) mindestens 10 Minuten kneten. Dann den Teig abdecken und an einem warmen Ort 15 bis 30 Minuten gehen lassen oder ihn in der Schüssel in den warmen Backofen (50 °C, Umluft) stellen.
3
Das Apfelmus, den Zucker (oder das Erythrit) und das Trockenobst (Aprikosen würfeln) zum Teig geben. Nochmals mit dem Rührgerät 10 Minuten kneten.
4
Den fertigen Teig in drei Stränge teilen, diese zu einem Zopf flechten und 30 Minuten ruhen lassen. Anschließend auf einem mit Backpapier ausgelegten Blech 25 bis 30 Minuten backen.

Je nach Vorliebe kannst Du das Trockenobst auch weglassen.

Ergibt 12 Stücke

Zutaten:

		FP
250 ml	Milch (0,3 % Fett)	0,8
1 Würfel	Hefe	0,5
500 g	Mehl	5,0
½ TL	Salz	
1 TL	Zucker	
100 g	Apfelmus	
2–3 EL	Zucker oder Erythrit	
100 g	getrocknete Aprikosen oder Rosinen	
		6,3

Der Teig eignet sich (ungesüßt!) auch für Pizza und ähnliche Gerichte.

0,9 Fettpunkte (1)

Schneller Lebkuchen vom Blech

Ergibt 60 Stück

Zutaten:

		FP
300 g	Mehl	2,9
1 TL	Salz	
1 Päckchen	Backpulver	
½ TL	Nelkenpulver	
1 TL	Zimt	
1 TL	Piment	
3	Eier (Gr. XL)	21,8
150 g	Brauner Zucker	
50 g	Walnüsse, grob gehackt	31,3
150 ml	starker Kaffee	
		56,0

In einer luftdicht verschließbaren Blechdose bleibt der Lebkuchen lange frisch.

Zubereitung

1

Den Backofen auf 175 °C Ober-/Unterhitze (155 °C Umluft) vorheizen.

2

Vom Mehl bis zum Kaffee alle Zutaten in eine Schüssel füllen und gut verrühren. Sollte der Teig zu fest sein, etwas mehr Kaffee hinzufügen.

3

Den fertigen Teig auf einem mit Backpapier ausgelegten Blech verstreichen und 20 bis 30 Minuten backen. Nach dem Auskühlen den fertigen Lebkuchen in 60 Stücke schneiden.

Wer mag, kann aus Puderzucker und ein paar Tropfen Wasser oder Zitronensaft eine Glasur herstellen und den noch warmen Lebkuchen damit bepinseln.

1,1 Fettpunkte

Schoko-Birnen-Kugeln

Zubereitung

1

Den Backofen auf 180 °C Umluft (200 °C Ober-/Unterhitze) vorheizen.

2

Den Quark mit etwas Mineralwasser verrühren, bis er eine cremige, aber immer noch feste Konsistenz hat. Das Ei und den Zucker unterrühren. Dann das Mehl mit dem Backpulver und dem Backkakao vermischen und unter die Masse ziehen.

3

Die Birnen schälen, entkernen und in kleine Stücke schneiden. Dann unter die Masse heben.

4

12 Kugeln aus der Masse formen und auf einem mit Backpapier ausgelegten Backblech verteilen. Rund 25 Minuten backen. Dann mit Puderzucker bestreuen.

Ergibt 12 Stück

Zutaten:

		FP
300 g	Quark (0,3 % Fett)	0,9
1	Ei (Gr. L)	6,7
80 g	Zucker	
300 g	Mehl	3,0
3 TL	Backpulver	
3 TL	Backkakao	3,1
300 g	Birnen	
	Mineralwasser (mit Kohlensäure)	
	Puderzucker	
		13,7

2,3 Fettpunkte

APFELTRAUM

Für 2 Personen

Zutaten:

		FP
100 g	Löffelbiskuits	3,8
180 g	Apfelmus	
1	Apfel	
250 g	Quark (0,3 % Fett)	0,8
1–2 EL	Mineralwasser	
1 TL	Zitronensaft	
	Zimt	
		4,6

Zubereitung

1

Die Löffelbiskuits nebeneinander in eine Auflaufform schlichten. Das Apfelmus gleichmäßig darauf verteilen.

2

Den Apfel waschen, entkernen und fein reiben. Den Quark mit Mineralwasser und dem Zitronensaft im Mixer oder mit dem Pürierstab cremig rühren. Bei Bedarf mit wenig Zucker oder Erythrit abschmecken.

3

Die Quarkmasse auf die Apfelmusschicht streichen. Den geriebenen Apfel darauf locker verteilen. Mit etwas Zimt verzieren und für etwa 2 Stunden in den Kühlschrank stellen.

1 2 **1,9 Fettpunkte**

Gegrilltes Obst mit Eis

Für 2 Personen

Zutaten:

		FP
60 g	Milchspeiseeis (Vanille)	3,8
300 g	Obst (nach Wahl)	
1 EL	Ahornsirup	
½ TL	Zimtpulver	
		3,8

Zubereitung

Zum Grillen eignen sich besonders gut Äpfel, Birnen, Ananas, Bananen, Wassermelonen, Erdbeeren, Pfirsiche und Nektarinen.

1

Das Obst waschen, putzen und trocken tupfen sowie bei Bedarf entkernen und/oder schälen. Dann in dünne Scheiben oder Stücke schneiden.

2

Die Scheiben/Stücke nebeneinander in eine Grillschale legen. Den Ahornsirup mit dem Zimt verrühren und das Obst damit bestreichen. Das Obst 5 Minuten von jeder Seite grillen. (Der Grill sollte nicht zu heiß sein.)

3

Das Eis auf zwei Schälchen verteilen und das Obst daneben anrichten.

Genießen lässt sich das gegrillte Obst auch ohne Eis (Fettpunkt dann entsprechend abziehen).

Ein Blick auf die Kalorien: Es gibt Ahornsirup mit 370 kcal, aber auch mit 260 kcal pro 100 ml. Mangos und Bananen zählen (etwa im Gegensatz zu Äpfeln) zu den hochkalorischen Obstsorten.

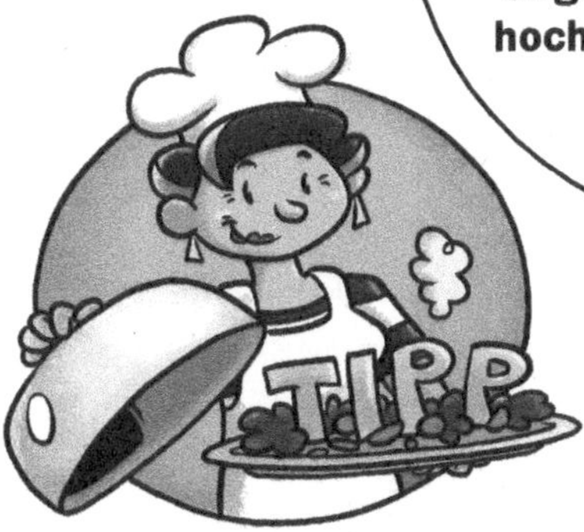

3,1 Fettpunkte

Lieblingsobst

Für 1 Person

Zutaten:

		FP
150 g	griechischer Joghurt (Natur; 0,2 % Fett)	0,3
3 EL	Mineralwasser	
1	Banane (ca. 150 g)	
1	Schokokuss	2,8
	Zitronensaft (frisch oder Flasche)	
		3,1

Zubereitung

Alternativ kannst Du auch Skyr oder Quark (0,3 % Fett) verwenden.

1

Den Joghurt mit dem Mineralwasser cremig rühren. Dann die Banane schälen, pürieren und mit ein paar Tropfen Zitronensaft beträufeln. Beides vermischen.

2

Den Schokokuss auf einen tiefen Teller setzen und von oben nach unten über Kreuz einschneiden (dabei die Waffel ganz lassen). Dann das Joghurt-Bananen-Gemisch über den Schokokuss geben.

0 Fettpunkte

Prosecco mit Eis

Für 1 Person

Zutaten:

		FP
100 ml	Prosecco (alkoholfrei)	
1 Kugel	Zitronen- od. Maracujasorbet	
2	kleine Eiswürfel	
1–2	Minzblätter	
		0

Zubereitung

Den Prosecco, das Sorbet und die Eiswürfel in einem Mixer zu einem Cocktail mixen und nach Geschmack weitere Eiswürfel dazugeben. Mit der Minze dekorieren.

Die Minzblätter abspülen und trocken schütteln. Die Eiswürfel in eine Sektschale geben. Dann den gekühlten Prosecco darübergießen und das Sorbet vorsichtig dazugeben. Mit den Minzblättern dekorieren.

3,2 Fettpunkte

Spekulatiuskrümel

Für 1 Person

Zutaten:

		FP
1	Spekulatiuskeks	1,7
100 g	Kefir (1,5 % Fett)	1,5
40 g	Apfelmus	
	Zimtpulver	
		3,2

Zubereitung

Den Spekulatiuskeks zerkrümeln und in ein Dessertglas geben. Erst den Kefir darüberlöffeln, dann das Apfelmus. Mit etwas Zimt bestreuen.

Wer mag, kann den Kefir auch durch Joghurt (0,1 %Fett) ersetzen. (Dann hätte die Portion nur 1,8 Fettpunkte.)

1,3 Fettpunkte pro Portion

Vanillequarkspeise de luxe

Für 4 Personen

Zutaten:

		FP
250 g	Quark (0,3 % Fett)	0,8
250 g	Naturjoghurt (0,1 % Fett)	0,3
250 g	Himbeeren (TK)	
2 EL	Zucker	
250 g	Vanillejoghurt 1,6 %	4,0
3–4 EL	Mineralwasser (mit Kohlensäure)	
		5,1

Zubereitung

1

Die Himbeeren etwas antauen lassen.

2

Den Quark mit dem Mineralwasser sehr gut vermischen. Dann den Joghurt und den Zucker dazugeben und alles verrühren. Schließlich den Vanillejoghurt darunterziehen.

3

Kurz vor dem Servieren die leicht angetauten Himbeeren unter die Masse heben.

Alternativ zum Zucker kannst Du auch Erythrit verwenden. (Erythrit enthält kein Fett und hat keine Kalorien.)

1,3 Fettpunkte

Brotfinger

Ergibt 20 Stück

Zutaten:

		FP
100 ml	Milch (0,3 % Fett)	0,3
20 g	frische Hefe	0,3
1 TL	Zucker	
300 g	Dinkelmehl (Type 630)	3,6
250 g	Quark 0,3 %	0,8
2	Eier	11,3
20 ml	weißer Essig	
1 TL	Salz	
30 g	Parmesan, gerieben	9,1
		25,4

Zubereitung

1

Die Milch leicht erwärmen. Die Hefe hineinbröckeln, mit dem Zucker auflösen und 10 Minuten stehen lassen.

2

Alle anderen Zutaten dazugeben und mit einem Rührgerät einen geschmeidigen Teig herstellen (10 Minuten kneten). Dann abgedeckt mit einem Tuch an einem warmen Ort (in Heizungsnähe oder im Backofen bei 50 °C, Umluft) etwa 45 Minuten gehen lassen. Den Backofen auf 180 °C Umluft (200 °C Ober-/Unterhitze) vorheizen.

3

Aus dem Teig 20 kleine fingerdicke Rollen formen. Mit dem geriebenen Parmesan bestreuen. Die fertigen Röllchen auf ein Backblech mit Backpapier legen und nochmals einige Minuten ruhen lassen. Anschließend auf der Mittelschiene in etwa 15 bis 20 Minuten goldbraun backen.

(1)(2)(3)(4)(5) **4,5 Fettpunkte (ohne Käse)**
6,9 Fettpunkte (mit Käse)

Flammkuchen-Brezel

Für 2 Personen

Zutaten:

		FP
2	Brezeln (TK)	4,0
½	Paprikaschote (rot)	
1	Frühlingszwiebel	
1	kleine Zwiebel	
50 g	Kräuterfrischkäse (8 % Fett)	4,0
50 g	Schinkenwürfel (2 % Fett)	1,0
30 g	Gratinkäse (16 % Fett)	4,8
	Salz, Pfeffer	
		13,8

Zubereitung

1

Den Backofen auf 200 °C Umluft (220 °C Ober-/Unterhitze) vorheizen.

2

Die Brezeln auf ein mit Backpapier ausgelegtes Backblech geben, 10 Minuten antauen lassen und mit Salz bestreuen.

3

Die Paprika waschen, putzen und in sehr kleine Würfel schneiden. Die Frühlingszwiebel waschen, putzen und in sehr dünne Ringe schneiden. Die Zwiebel schälen und klein hacken.

4

Den Frischkäse mit dem Gemüse und den Schinkenwürfeln vermengen. Mit Salz und Pfeffer abschmecken. Die Masse dann in die Löcher der Brezeln füllen und die gesamten Brezeln mit dem Käse bestreuen. Rund 15 Minuten backen. (Werden die Brezeln zu dunkel, dann mit Alufolie abdecken.)

Je nach Geschmack kannst Du die Zutaten gegen andere (etwa anderes Gemüse) austauschen. Auch kann der Käse wegbleiben.

6,8 Fettpunkte (mit Käse)

2,8 Fettpunkte (ohne Käse)

Gefüllte Champignons

Für 2 Personen

Zutaten:

		FP
20	frische Champignons (etwas größer)	
200 g	Hähnchenbrustaufschnitt	4,0
200 g	Hüttenkäse (0,8 % Fett)	1,6
1 TL	Senf (mittelscharf)	
1 EL	Schnittlauch	
	Salz, Pfeffer, Muskat	
50 g	Gratinkäse (16 % Fett)	8,0
		13,6

Zubereitung

1

Den Backofen auf 180 °C Umluft (200 °C Ober-/Unterhitze) vorheizen.

2

Die Champignons putzen, dabei die Stiele entfernen und diese klein hacken. Den Aufschnitt klein schneiden und mit den restlichen Zutaten gut vermischen.

3

Die Champignonköpfe mit der Masse füllen und auf ein mit Backpapier ausgelegtes Backblech setzen. Rund 15 Minuten auf der Mittelschiene im Backofen garen.

0 Fettpunkte

Gemüse-Obst-Smoothie

Zubereitung

1

Die Petersilie waschen und trocken schütteln. Den Apfel und die Birne waschen, entkernen und achteln. Die Banane schälen und klein schneiden. Dann den Spinat und den Salat waschen, putzen und klein zupfen.

2

Alle Zutaten mit dem Wasser in einen Standmixer füllen und zu einer homogenen Flüssigkeit pürieren. (Bei Bedarf zwischendurch etwas Wasser nachgießen.)

Für 1 Person

Zutaten:

		FP
1 Bund	Petersilie	
1	kleiner Apfel	
1	kleine Banane	
1	kleine Birne	
1	große Handvoll junger Spinat	
1	große Handvoll Feldsalat	
125 ml	Wasser	
		0

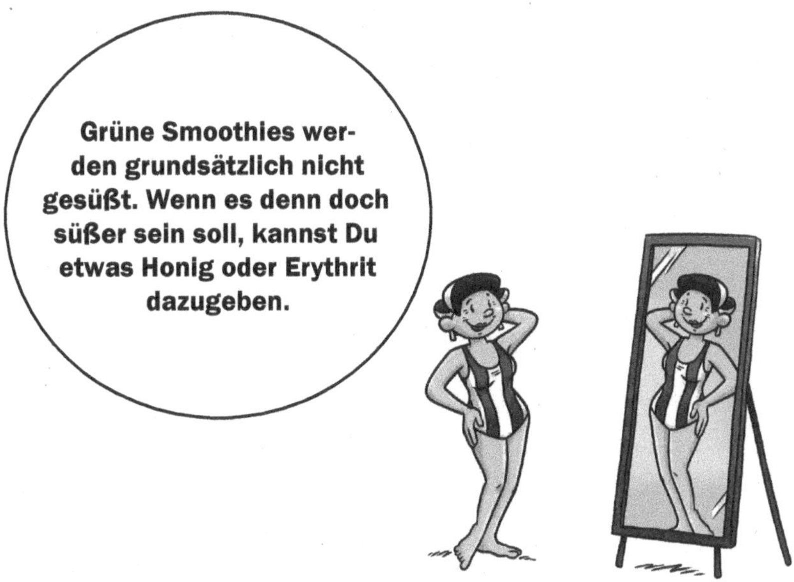
Grüne Smoothies werden grundsätzlich nicht gesüßt. Wenn es denn doch süßer sein soll, kannst Du etwas Honig oder Erythrit dazugeben.

5 Fettpunkte

Gemüsepommes mit Dip

Für 2 Personen

Zutaten:

		FP
Pommes		
500 g	Kohlrabi	
1 EL	Öl	9,2
1 TL	Paprikapulver, edelsüß	
	Salz, Pfeffer, Thymian (frisch und klein gehackt)	
Dip		
250 g	Quark (0,3 % Fett)	0,8
2–3 EL	Mineralwasser	
25 g	gemischte TK-Kräuter	
1	kleine Zwiebel	
1	Knoblauchzehe	
1 TL	gekörnte Gemüsebrühe	0,1
		10,1

Zubereitung

1

Pommes: Den Backofen auf 180 °C (Umluft) oder 200 °C (Ober-/Unterhitze) vorheizen. Die Kohlrabis schälen und zu Stäbchen schneiden. In eine Plastiktüte füllen, Öl, Paprikapulver, Salz, Pfeffer und Thymian dazugeben. Die Tüte verschließen und den Inhalt kneten, damit sich alles gut verteilt.

2

Dann die gewürzten Kohlrabi-Pommes auf ein mit Backpapier ausgelegtes Backblech legen. 20 bis 30 Minuten knusprig backen.

3

Dip: Die Zwiebel schälen und klein hacken. Den Knoblauch schälen und durchpressen. Den Quark in einer Schüssel mit etwas Mineralwasser cremig rühren. Knoblauch, Zwiebel sowie Kräuter und gekörnte Brühe unter den Quark rühren.

0,9 Fettpunkte

Karotten-Dippers

Zubereitung

1
Den Backofen auf 180 °C Umluft (200 °C Ober-/Unterhitze) vorheizen.

2
Die Karotten waschen, schälen und klein raspeln. Die restlichen Zutaten zu den Karotten geben und alles gründlich vermischen.

3
Ein Backblech mit Backpapier auslegen. Pro Dipper jeweils einen gehäuften Esslöffel der Masse auf das Backblech geben und leicht flach drücken. Dann etwa 15 Minuten backen.

Dazu passt ein Dip aus Quark (0,3 % Fett) und Kräutern nach Belieben.

Ergibt 25 Stück

Zutaten:

		FP
300 g	Karotten	
150 g	Dinkelflocken	3,9
1 EL	Thymian (frisch)	
3	Eier (Gr. M)	17,0
1 TL	Zitronensaft	
1 Prise	Muskat	
250 g	Magerquark (0,3 % Fett)	0,8
	Salz, Pfeffer	
	Kräuter (je nach Geschmack)	
		21,7

①②③④⑤⑥⑦ **6,8 Fettpunkte**

KÜRBISTALER

Für 3 Personen

Zutaten:

		FP
1 kg	Butternusskürbis	
150 g	Tomatenmark	0,3
200 g	Lachsschinken	4,0
100 g	Reibekäse (16 % Fett)	16,0
	Salz, Pfeffer	
		20,3

Zubereitung

1

Den Backofen auf 180 °C Umluft (200 °C Ober-/Unterhitze) vorheizen.

2

Den Butternusskürbis waschen und den Stiel abschneiden. Den Kürbis in 1 cm dicke Scheiben schneiden und diese großzügig schälen.

3

Die Scheiben auf ein mit Backpapier ausgelegtes Backblech legen und 10 Minuten backen.

4

Anschließend die Scheiben mit Salz und Pfeffer würzen, mit Tomatenmark bestreichen sowie mit einer Scheibe Lachsschinken belegen und mit Reibekäse bestreuen. Weitere 15 bis 20 Minuten backen, der Kürbis sollte aber noch bissfest sein.

①②③④⑤⑥⑦ **6,9 Fettpunkte**

Protinella vom Blech

Zubereitung

1
Zwei Paprikaschoten waschen, von Stielansatz, Kernen und Trennwänden befreien, ausspülen und innen trocken tupfen. Die dritte Paprikaschote waschen, putzen und achteln. Dann die Karotten waschen, putzen und in Scheiben schneiden. Die Zucchini waschen und in Scheiben schneiden.
2
Den Käse in zwei Teile zerschneiden und je eine Hälfte in die beiden Paprikaschoten stecken. Die Paprika auf ein Backblech oder in eine Auflaufform stellen. Die Paprikastücke sowie die Karotten- und Zucchinischeiben darum herumlegen. Alles mit den Gewürzen bestreuen.
3
Die gefüllten Paprika mit einer Gabel einstechen, damit die Flüssigkeit austreten kann. Dann das Öl tröpfchenweise auf die gefüllten Paprika und das übrige Gemüse träufeln. Bei 200 °C Ober-/Unterhitze (180 °C Umluft) im Backofen 15 bis 20 Minuten garen.

Für 2 Personen

Zutaten:

		FP
150 g	Protinella (3 % Fett)	4,5
3	rote mittelgroße Paprika	
500 g	Karotten	
400 g	Zucchini	
2 TL	Öl	9,2
	Salz, Pfeffer, Thymian, Paprikapulver	
		13,7

SNACKS

Du kannst auch Mozzarella light (8,5 % Fett) verwenden. (Die Fettpunkte dann entsprechend neu berechnen.)

2,2 Fettpunkte

Nudelchips

Zubereitung

1
Den Backofen auf 280 °C Umluft (300 °C Ober-/Unterhitze) vorheizen.

2
Die Nudeln nach Packungsangabe in Salzwasser kochen, abgießen und mit kaltem Wasser abschrecken. Dann in den heißen Topf (auf mittlerer Hitze) zurückgeben und schwenken, bis die Nudeln nicht mehr feucht sind.

3
Das Öl mit den Gewürzen verrühren und über die Nudeln gießen. Alles gut vermengen, bis die Nudeln mit einer Ölschicht überzogen sind. Dann alles auf einem mit Backpapier ausgelegten Backblech verteilen und rund 10 Minuten backen, die Nudeln sollen knusprig sein.

Ergibt 10 Portionen (à 30 g)

Zutaten:

		FP
250 g	Farfalle	3,0
2 TL	Paprikapulver (edelsüß)	
1 TL	Oregano	
2 TL	Kräutersalz	
2 EL	Öl	18,4
		21,4

Danke

Dieses Buch zu schreiben, war eine Herzensangelegenheit von mir. Dass ich diesen Wunsch umsetzen konnte, habe ich vielen lieben Menschen zu verdanken, denen ich hier herzlich danken möchte.

Meinen ersten Dank möchte ich an den Heyne Verlag richten, der mir immer viel Vertrauen entgegengebracht hat und mir mit diesem Buch eine Art »Pentalogie einer Übergewichtigen« ermöglicht hat. Ein herzlicher Dank geht auch an meinen Lektor Karl Herbst, der stets sehr geduldig meine Sonderwünsche umsetzte, was manchmal sicher nicht ganz einfach war. Auch ein herzliches Dankeschön an den Illustrator Steffen Gumpert für die herrlichen Grafiken, die mir sehr gefallen. Ein besonders großes Danke möchte ich Petra Pohl aussprechen, die unermüdlich zu vielen Themen tage- und nächtelang recherchiert hat.

Tausend Dank auch an die Moderatoren des »Nie wieder dick«-Forums, Regina Kornfeind, Susanne Hasler und Petra Decker, die Coaches unserer Online-Programme, Petra Pohl, Jutta Lähr-Kröger und Edelgard Weikamp, sowie an Cindy Galatzka und Maren Dingeldein und alle anderen, die mir tolle Rezepte zur Verfügung gestellt haben.

Danke auch an die User meiner »Nie wieder dick«-Facebook-Gruppe, die mir viele wertvolle Anregungen für das Buch gaben. (Ich hoffe, es wurden alle »Wünsche« erfüllt.)

Last, but not least: Danke an die Erfolgreichen, die mir ihre Abnehmgeschichten erzählt haben und die ich in diesem Buch zur Motivation anderer Abnehmwilliger veröffentlichen durfte. Danke auch an meinen Sohn Christian, der zu jeder Zeit das große Ganze von »Nie wieder dick«

im Auge behält und meinen Wunsch, Bücher zu schreiben, erst hat Wirklichkeit werden lassen.

Vielen Dank an alle!